U0046911

FOR2

FOR pleasure FOR life

謹以此書獻給

曾經，以及正在爲這本書裡談到的問題而受苦的心靈

並感謝

所有幫助過我們的人

因爲一些因素的考慮

書裡沒有列出他們的姓名

但我們的感謝永在

FOR2 06

那一百零八天

The Light You See

作者：郝明義
責任編輯：冼懿穎
校對：黃秀如
封面設計：張士勇工作室
版面構成：何萍萍
法律顧問：全理法律事務所董安丹律師
出版：英屬蓋曼群島商網路與書股份有限公司台灣分公司
台北市10550南京東路四段25號10樓之1
TEL：886-2-25467799 FAX：886-2-25452951
email：help@netandbooks.com
http://www.netandbooks.com

發行：大塊文化出版股份有限公司
台北市10550南京東路四段25號11樓
TEL：886-2-87123898 FAX：886-2-87123897
讀者服務專線：0800-006689
email：locus@locuspublishing.com
http://www.locuspublishing.com
郵撥帳號：18955675
戶名：大塊文化出版股份有限公司

總經銷：大和書報圖書股份有限公司
地址：台北縣新莊市五工五路2號
TEL：886-2-89902588
FAX：886-2-22901658

製版：瑞豐實業股份有限公司
初版一刷：2006年12月
定價：新台幣250元

ISBN-13：978-986-82711-4-2
ISBN-10：986-82711-4-2
Printed in Taiwan

國家圖書館出版品預行編目資料

那一百零八天=The light you see / 郝明義著. --初版. -- 臺北市：網路與書出版：大塊文化發行, 2006〔民95〕
面； 公分
ISBN 978-986-82711-4-2（平裝）
1. 罕見疾病 - 通俗作品 2. 醫療服務
415.18 95022526

那一百零八天

The Light You See

郝明義

有些事情，必須經過很久之後，

才知道原來那裡有道布幔掩著。

而總要布幔掀開，

才知道那後面究竟有著什麼。

這一百零八天裡發生的許多事情，十分奇特。

我必須先說清楚一個故事，

才能談到兩個對你可能的參考。

楔子

那一年，這座城市東邊一點的黑夜，還是寂靜的。

你剛在正常的上班時間後，再工作了七個小時，疲累地撐著拐杖，進了十一樓的屋子。

你的大兒子邦邦，和前妻一家人居住在遙遠的南半球。

你剛掙扎著，脫離一段洶湧的感情波濤。

甚至，和你並肩創業的同事，也各自回了自己的家。

這個世界上，你只有一個人。

你總會聯想到水。一條沒有盡頭的水道。一個循環的魚缸。不同的聯想，相同的感受，你知道自己一直在水面之下——但也因爲有種窒息的壓力，你才感受到自己的存在。

所以，在這過了午夜還更深一點的時分，你急於浮出水面。拖著濕淋淋的身體，昏昏沉沉的大腦，想尋找一個地方，走進去，給自己在昏暗或明亮都無所謂的燈光下叫一杯熱茶，或烈酒。

這樣，我在一點三十分稍過之後的一個時間，上了網，走進舊金山的一個聊天室。

那是一個熱鬧的酒吧。

有個叫kakaya的坐在角落裡，從耳朵裡一根又一根地變出點燃的香菸，旁邊的wenDy則忙著一根一根地吹熄。

一個紐約來的畫家Ken，和香港一個廣告公司的Sally在討論茅盾的短篇小說。

有兩個人在追著兜圈子，前面逃的叫鯊魚，後面追的是綿羊。

有個紅裙子吊在一百八十二層樓高的窗外欄杆上，輕鬆地玩雙槓。

這個酒吧太吵太亂，讓人感到疲倦。連螢幕前眨動一下眼睛，移動一下指尖的力氣都在消失。我決定離開。

「hihi，Rain！」

這時候，有人在叫我的名字。八年前我用這個名字的時候，亞洲還沒有那個歌星。

於是，我看到了她。遠遠的，在人擠人的舞池裡，她朝我用力地揮著手。我看不清她的面貌，只聽到一個陌生的，但是爽朗的聲音。即使是網路上。

我多留了一會兒。

十秒鐘後，我們處於安靜的ICQ對話框裡。

半年後，我們經過諸多試探與考慮，決定第一次在台北的街頭約會。

再一年半後，我們結婚了。我不再是一個人。

再三年後，我又多了一個兒子：寶比。

她的名字，叫J。

J是個不喜歡出門的人。所以，婚後，她就不再做汽車零件的進出口貿易工作，留在家裡，專心養她的兩隻貓。一度，還加上一隻兔子。

寶比還沒誕生的時候，J生活的主調，就是在家裡玩電腦，等我下班。寶比來了後，J的生活多了很多變化。沒有變的，是她仍然不願意出門，或逛街。

「家，是多麼好玩的地方。」J總是說。

柏拉圖的《會飲篇》說：最早的人類分三種：男人、女人，以及陰陽人。這三種人都是球形，每人有四隻手，四條腿，一個能轉三百六十度的腦袋，腦袋上有前後兩張臉孔。三種人類都非常有力，也非常驕傲，宙斯懲罰他們，把每個球形人從中劈成兩半。

人類在球體的時候並沒有愛，等到被劈成兩半之後，每一半都想念被劈掉的另一半，於是開始尋覓，開始有了愛。劈成兩半的球體陰陽人，男女互相尋覓；劈成兩半的球體男人，男男相尋；劈成兩半的球體女人，女女相尋。

茫茫人海，任何一個人要找到自己的另一半，都是很困難的事。古希臘時代的人已經在感嘆，何況是地球人口超過六十億的今天。

我在網路方興未艾之時，就經由虛擬世界找到了自己的另一半，不能不說幸運。兩個年齡、工作、生活環境都大不相同的人，在虛擬的世界裡相逢、戀愛，再發展到眞實世界裡結婚、生子，組成家庭，發生在任何人身上都不是件容易的事，何況是我。

我珍惜這個機會，再三提醒自己：在前一次婚姻裡扮演過差勁的丈夫與父親之後，這次不要重蹈覆轍。如此婚後六年，雖然一如絕大多數的愛情，當初的諸多激情還是平靜下來，但是我一直努力，設法讓我們的家庭生活不致變調。

我的名字，叫郝明義，是在韓國出生的華僑。來台灣讀大學後，在出版業工作了大約三十年。目前是「大塊文化」，及其關係企業「網路與書」的負責人，也是一個公益性質的台北書展基金會的董事長。

很多人稱我爲「工作狂」。我不願承認，也無法否認。

我要感謝二〇〇五年的事情很多。其中有一件是，這年七月，我發現了如何讓自己一方面可以全力衝刺於事業，一方面又能兼顧家庭的方法。這個心得，讓我接下來有了多一些和J相處的時間，與心力。

所以，到十月份的時候，雖然自己負責的企業與書展基金會兩頭忙，很多人都好奇我怎麼應付得過來，我其實是相當自在的。身爲企業的負責人，我早已習慣於各種難題與難關的出現，也相信憑藉自己的專業與能力，以及我從不示人的佛教信仰，終究可以顚簸前進。現在，有了新增加的心得，我更自信地以爲，自己可以很穩當地面對接下來的人生。

然而，我絕沒有想到，一個巨大到根本無從臆測的風暴已經形成，正悄悄地等在前方。

我絕沒有想到，從那個週末之後，我和J的生活，與生命，即將開始一段不可思議的經歷。

目錄

第一個五十八天

2005年最後兩個月

第一階段：疑雲四佈

不知你是否想過，每個人和某些月份有特別的緣。

對我來說，每年年底那兩個月就是。譬如，年輕時候和一個女孩子的甜蜜，年長之後和另一個女孩子的分手，都在十二月。又好像，十年前的年底，我發瘋似地自願跳進人家設給我的一個圈套；又好像，那之後的一年，我自行創業，開始了事業的一個新的階段，都在十一月。

隨著可以回憶與對比的事情越來越多，逐漸感覺到一年最後兩個月，很容易遭遇一些大事之後，就會告訴自己一聲：最好保持清醒一點。

但是二〇〇五年最後兩個月開始的時候，我並沒來得及想到這些。

去年十月底，一如往常，我參加法蘭克福書展回來。接下來的一個多星期，除了爲自己公司年關將近的諸多出版工作、業務計畫而忙碌之外，就是爲台北國際書展的發展，和新聞局有諸多折衝。我除了寫一篇長文探討政府的諸多決策之外，也和當時的新聞局長開過一場漫長的會。

所以到十一月五日那個週末，我準備好好休息一下，陪伴J和寶比。中午，我們帶著家裡的菲律賓阿姨，與朋友聚餐，飯後去她們家看新養的鸚鵡學舌。鸚鵡還站到寶比頭上拍了張照。

這是一個平靜的週末。

除了我和J心中有些不安。

我們心中的不安，是因爲J不舒服已經一個多星期了。

一天早上起來，J除了感到腸胃不舒服之外，還感到有點發燒，並在左臂部下側，發現一塊紅紅的地方，於是去G醫院門診，看腸胃科和皮膚科。皮膚科先說是「皮下脂肪炎」，聽來不是什麼大問題。

三天後，那塊紅腫擴大，在她左大腿和臀部交會之處，形成一個長十七公分，寬十一公分，顏色介於粉紅和暗紅之間，很完整的長方形。從外表看不出任何傷口。但摸上去，整塊紅斑溫溫熱熱的。

我們改掛同一家醫院感染科H大夫的號。

H大夫身材瘦削，那天因爲醫院裡有重要人物住院而擔任發言人，忙進忙出。他看過紅斑後，認爲那是「蜂窩性組織炎」。同一天，照內視鏡也發現J十二指腸有潰瘍。

J服了H大夫開的藥後，先退燒，但緊接著關節痠痛，並且手肘等處起了紅疹。打電話去問，說那是對藥物過敏，先停用，再去門診。這次門診由於上次做的皮膚切片報告出來，H大夫推翻了「蜂窩性組織炎」的判斷，改認爲是「過敏性血管炎」，開了兩種新的藥，要她一個星期後再來看。

我們爲前後一個星期的時間裡，病名三變，而大感不安。尤其是最後一次那個「過敏性血管炎」，到底是個什麼名堂的病呢？何況她自從停服讓她過敏的藥之後，體溫又高起來，精神很委靡，成天在床上昏睡。唯一比較可以讓她打起精神的，還是和寶比玩。寶比最近好愛認字。認字成功給他幾句誇獎，就能讓他雀躍好一陣子。

我很懷疑，這種情況怎麼可能再撐一個星期去門診。

我想到一個人，就在十一月五日那天晚上打了電話給他。

Z醫院

Z醫院的W大夫，我們因爲有共同的朋友而認識。在那個星期六晚上將近十點的時候，我決定厚顏打擾，試著撥了他的手機。

他還眞的在醫院。我跟他說了病名三變的經過。他從電話裡聽我形容的情況，認爲應該就是一個「癰」之類的，並不難處理。他要我們趕快過去，他會安排一個病房，找一些醫師來會診。

這樣，我們兩人收拾了一個小包包，搭了計程車，晚上十一點多到了Z醫院的急診處。

急診處已經有人在等我們，先是檢查了J對什麼藥物過敏等等，然後找來了兩位醫師來和我們談。其中一位是風濕免疫科的醫師。

他們討論的結果，也認爲是「癰」，至於J過敏的藥，他們查過後，認爲是第一代抗生素。他們除了要換用另一種抗生素之外，同時也要用類固醇。我們一聽類固醇很緊張，醫生解釋了類固醇不要多用，不要久用，並沒有問題。然後，他們看前家醫院開的兩種藥之後，說是很奇怪。因爲一種是止癢藥，一種是保肝藥。

剛過十二點之後，我們住進了病房。這個單人病房很寬敞，我們的主治醫師就是W大夫。

第二天，有醫生來，說是她的肝指數太高，八十多，是正常情況的一倍以上。我們看他爲八十多的指數而覺得嚴重的樣子，倒被嚇了一跳——被嚇的原因是，前天H大夫門診的時候，曾經說J的肝指數是一百六十多。但當時他也只是說說而已，並沒有特別強調什麼。如果這裡的醫師覺得肝指數八十都嚴重的話，H大夫爲什麼沒提醒我們要注意什麼，只是要我們一個星期後再去門診？並且最後一次門診開的兩種藥，只是一種是止癢的，一種是保肝藥？

實在不明白。但我們兩個人都覺得好慶幸，幸好來了一所有認識醫生的醫院。不然熬到下星期五才再去原來的醫院門診，還不知道會發生什麼事。

一個無聊的男人

J經過一天的治療後，覺得好多了。我也輕鬆起來，夜裡還是回家睡。

那幾天夜裡，從十點半到十二點不等，我家附近的慢車道上有施工，挖得震天價響。大概到早上六點左右才停止。

我打電話去台北市警局報警，他們說那是台北市政府核准過的工程施工。後來，我乾脆連續兩天半夜起來，帶著錄影機出去錄影存證，然後寫電郵去跟台北市政府抗議。

我抗議的是，這陣子台北市工務局施工的路段，在國父紀念館對街仁愛路的慢車道上，並非十字路口的交通要衝，總長也不過一百來公尺。爲什麼要挑選三個深夜時刻，總共花上十九個小時，用一些產生巨大噪音的工具來施工？

市政府沒有回應。我就繼續半夜出去錄影存證。

眞是一個無聊男子吧。半夜三更地坐著輪椅，脖子上掛著錄影機出去拍這拍那的。他一點都不知道，如果和他接下來要面對的那些夜晚相比，那一點噪音工程的干擾，算得了什麼。

十一月九日，忙了一天後，晚上去看J。

才進病房，看到她，儘管是晚上病房的燈光之下，仍然覺得她氣色好極了。整個人皮膚白裡透紅。在我眼裡，J一向是一種大方，而不是漂亮的美。但那晚看到她的時候，卻只想到用嬌豔如花來形容。我目不轉睛地看了她好一陣子。

J的心情非常好。醫生告訴她，明天就可以出院了。

我們趁著住院的最後一天晚上，一起回想她這幾年的生活。她同意自己不愛出門，也太少運動的生活習慣要大調整一下。

這天晚上我們達成共識，出院後，她每天都和我一起去游泳。

我還是回家睡，準備明天接她出院。

第二階段：風暴來臨

十一月十日，星期四。一大早，心情很愉快地去了醫院，準備辦出院手續。但是才進病房，看她神色不對。J說今天喉嚨很痛，全身關節也又痛起來。

我心沉了一下。

W大夫帶著其他幾位醫師一起來巡房。本來，他準備好了要讓J出院，聽過情況後，他看了看我，說：「會不會是感冒啊。」他思考了一會兒說，那還是再住一兩天看看，然後交代其他人安排J去看一下喉嚨，就離開了。

我也贊成J再多住兩天，徹底治癒再說。免得回了家又反覆。

在一棟黑黑的房子裡，有一間黑黑的衣櫥……

既然出不了院，下班後，我和菲姨就帶寶比來醫院看他媽咪。寶比唱一首他在英語故事班學的歌，「在一棟黑黑的房子裡，有一間黑黑的衣櫥。在黑黑的衣櫥裡，有一個黑黑的盒子。在黑黑的盒子裡，有一個黑黑的鬼！」唱到最後一句dark dark GHOST的時候，我們大家就一起故意叫得很大聲，製造氣氛。

今晚，寶比很高興，他媽咪很高興，我也很高興。因爲從仁愛路來Z醫院的路很遠，寶比在車上吵鬧，我要他給我抱，他竟然就乖乖地聽話。回家的路上，我要哄他睡，他更趴在我身上睡著了。之前，這都是他媽咪才有的特權，今天算是被我賺到了。

這個星期開始，記憶中就一直陰雨不斷，天氣很差。

J連著幾天，越來越不舒服。先是吃不下東西，近乎吃什麼都要吐出來，再來，就開始發燒。燒起來，醫院給退燒藥，燒就會退掉。但是退沒一會兒，又會再燒起來。再三反覆。

我打電話給W大夫。他也有些沉重。說這可能是自己的免疫系統過度反應，自我攻擊自我的細胞所致，但也可能就是燒一陣子就又莫名其妙地退掉。在醫學上，這有一個專門術語叫FUO（Fever of Unknown Origin，不明熱）。我心想，這和UFO（Unknown Flying Object，不明飛行物體）倒有點像。

W大夫也說，到現在這個情況了，星期一他準備把J轉交給他們院裡的傳染科主任。

隨著發燒，J開始出紅疹。先是在後背下部，猩紅的一點一點，不多不少的一片。接著從腰部蔓延上來，整個背部一大片，不過每個猩紅的點點都像是獨立的個體，可以看得十分清楚。

猩紅的點點，也把腹部整整圍了一大圈，想起俗語「蛇纏腰，要人命」，只能在J的面前強壓內心的驚慌。

我認識一位命理高手和一位占星學專家，這兩天分別請教了他們的意見。命理高手在一年前就要我搬家，他怪我沒聽他的建議。占星學專家則說是婦科問題，明年還有兩次要注意等等。兩人殊途同歸，都說J在二〇〇五這個本命年會沖到什麼，但都說不會有大的問題，要我放心。

但是回到家裡，前一陣子還有心力在夜裡爬起來出去搜證的無聊男子，現在只感受到少了一個人的臥室裡，有一種令人窒息的空虛。入睡後，半夜醒來，心慌得很厲害，我趕快翻身跪起，持《心經》。過了一會兒，心靜了下來，我又睡了。

不堪回首的幾天

人生有些階段，是不堪回首的。

對我而言，十一月十七日之前的那幾天時間就是。儘管日後有更多更凶險的遭遇，但是想起來最慚愧，也最心酸的，就是那幾天。

傳染科主任來接手那一天，J背上、腰上的紅疹顏色淡了下來，成了一種類似粉紅的顏色。雖然不像昨天猩紅色那麼刺眼，但是那種又像粉紅又不是的顏色，令人很不舒服。再加上昨天一個個看來很清楚的獨立紅點，今天彼此的邊際都模糊掉，混成一大片，面積看來又增大了不小，產生另外一種極大的壓迫感。

傳染科主任說是繼續用類固醇治療，加大一下劑量。然後要用核子儀器掃描全身，看身體的哪個部位發炎。

然而，核子掃描還是沒發現她身上有發炎的部位，包括婦科。血液培養也看不出什麼。他們決定把類固醇注射的時間區隔再縮短一些，形同加大了劑量。

我早已經把前家醫院的病歷申請過來給他們看，所以問他，會不會是那位H大夫說的過敏性血管炎？傳染科主任說不是。和十二指腸潰瘍有沒有關係？他說也沒有關係。我再問他，如果繼續用類固醇治療還是不見效的話怎麼辦。

他回答，可能會用一種放射性的治療方法。

H大夫三易病名，最後說是「過敏性血管炎」的時候，已經讓我狐疑又沉重不堪，聽到傳染科主任說是要用放射性的治療方法，更讓我震撼莫名。一個腿部的紅腫，要動用到放射性療法？從G醫院起就累積的對醫院的懷疑與不滿，到這家醫院來更逐漸累積到一個臨界點。聽到放射性療法，那個臨界點爆開了。

在那幾天時間裡，有一天晚上的畫面是很難忘記的。

那天很晚才去醫院。

進了病房，這幾天來幫忙照料的岳母回去，只有J一個人在看電視。屋子裡的大燈沒開，只亮著床頭小小的頂燈。

我過去挨著她坐下，她一直深深地看著我，沒有說話。我握起她的手，也不知說什麼。好半天之後，她說了一句：「我覺得好像走不出這個醫院了。」

我撫摸著她的手，說：「胡說什麼。」

這次J生病的過程，知道過程的人說我很鎮定，連眼淚也從沒見我掉過。其實，我是流過一次淚的，就在這天晚上。

我們兩個人沉默了一陣子，彼此對望著，不由自主地我眼前就模糊起來，淚水流下。我哽咽著跟她說：「J，快點好起來，回家好不好？我們一起去游泳，一起鍛鍊身體啊。」

她一直定定地望著我，輕輕地回握我的手，然後慢慢點了點頭。

這天晚上，我決定要自力救濟，另想辦法。接下來，所有愚蠢的事情都被我做盡了。

我先找了一位認識多年，調理我們身體甚見功效的中醫師來。

他認爲紅斑應該就是中醫所說的「癤子」（相當於西醫所說的「癰」）。這種東西，是熱性，照中醫的療法，應該是讓它發出來。等到膿包破了，膿血都流出來，也就好了。但是西醫的療法，卻是把病症給壓下去。這一壓下去，熱就悶在裡面，反而不容易治療。他說現在還是要把熱給洩出來，所以開了一個藥方。

我立刻去抓藥、熬藥。

同時，我想起人家告訴我一位用陰陽五行飲食調理，不用藥的食療師，心想反正不用藥，只用飲食調理，應該沒有什麼相沖相剋的問題，也約了她在深夜出診。她來把把脈，然後開了用五種顏色食物，不加油不加鹽來烹煮的調理方法。

第二天清晨，一早就做好無油無鹽的早餐，連同煮好的湯藥，一起送去醫院。

燒到四十四度的人

到醫院之後，看J整個人燒得紅通通的。其實，事後才知道：這一天J的體溫最高燒到四十四度。而醫院仍然是只能讓她在退燒及再燒起來之間反覆。

中醫師這服藥應該是八小時服一劑。但是起頭爲了催瀉，他說每四小時吃一劑。如此，J中午吃了一劑。四點鐘吃了一劑。八點鐘又吃了一劑。

晚上我出去開會，遇到一位有另類治療師身分的朋友，他拿出一種從咖哩中提煉出來的粉，說是自己身上有什麼疼痛，只要吃一匙的功效就很明顯，所以拿了一些給我。我拿回去，先嚐了幾口，無臭無味，也就讓J吃了幾口。

這時已經快要半夜十二點了。應該是要吃第四劑的時候，J仍然完全沒有瀉意。於是我打電話給中醫師，問他該怎麼辦。他聽了J還沒有反應之後，說那就先不要吃了。明天早上他再來一次。

在那麼多情況之下，我自認爲還可以對四周保持高度警覺，連一些小地方也可以注意得到。譬如說，這一天進病房的時候，發現門口的牌示換了。牌示是空白的，沒有寫房號，沒有病人的姓名，也沒有主治醫師的姓名。明明裡面住著人，卻成了一個空房。眞不吉利。我想明天一定要換病房。

可是，我卻完全沒有想到，我只見樹不見林，這一天我一切要拯救她的努力，都在把她往更危險的境地推擠，甚至推出了懸崖。

那一天，我只做對了一件事情。

J和我不同，沒有什麼宗教信仰。但是今天情況如此凶險，我想起應該教J一個佛教的咒語護身。先是想到我自己常持《心經》結束時的咒，但是怕太複雜，她記不住，於是想到一個最簡單好記的六字大明咒教她：「唵嘛呢吧咪吽」。我教了她幾遍，她記住了。

最漫長的一日　早上

今天十一月十七日，星期四。不知怎地，這天早上突然想到是否應該讓J轉院到T醫院。早聽說T醫院病床難求，就想到問一下一向給我許多幫助的Z執行長，看她有沒有認識T醫院的醫師。Z執行長問我有沒有驗血報告，先傳給她看看。我說在申請，下午應該會出來。

今天等菲姨把早餐做好，十點多才到醫院。一進病房，發現情況很差。J的臉色很不對。一早她肚子不舒服，告訴醫生後，安排她去看過腸胃科。看腸胃科的時候，一下子出了一身冷汗，眼前一黑，耳朵也聽不見，她覺得自己差點死掉。腸胃科的醫師幫她塗了薄荷油。

她的肚子並不痛，但是用肉眼看就可以感到鼓鼓的，脹脹的。我幫她按摩。今天拿來的東西，她統統吃不下。並且看得出很虛弱。

另外，今早我還請司機去把一位精於筋絡調整的老師父請來。老師父說，沒什麼大問題，鼓勵J乾脆勇敢點出院調理，把氣調順了，就沒有問題。

十二點左右的時候，中醫師又來了。他摸摸J的肚子，左手掌翻過來，幾根手指朝上放在肚子上，另一手食指和中指略曲，輕輕叩了幾下左手手指。我隔著病床，坐在一段距離之外，都聽到她的肚子像是個鼓一樣「咚咚咚咚」地響了幾聲。

中醫師沉著臉咕噥了一句：「這是疔瘡走黃了。」

我問他怎麼回事。

他說：「腸子完全停止蠕動了。」

我聽得一愣一愣的。腸子停止蠕動了，怎樣刺激它蠕動呢？於是問了一句：「那怎麼辦？要不要再吃一劑？」

他說：「不要再吃了。」

我想起有人說過，中醫的好處就在於可以看情況調整一下藥方，所以又問道：「那你是不是趕快調一下藥方？」

他說：「也先不用調。」

我再問他是否可以乾脆轉中醫院。聽他解釋，這才發現我的醫療常識有多麼貧瘠，最少在台北，根本沒有可以讓人住院的中醫院。

對話接不下去了。坐了一會兒，中醫師問我有沒有驗血報告。我說晚上會拿到。他說：「那我晚上找一位師兄一起來看看。」

聽到這裡，我心裡一涼。一個中醫師放棄把脈聽診，卻要等待驗血報告才能判斷下一步行動，不啻於一位西醫師放棄驗血報告，卻要等待把脈聽診才能知道是怎麼回事。我說不出什麼，只能講了幾句「好好好」，然後要司機送他回去。

同一天 下午

下午兩點，台北書展基金會有個重要的董事會要開。

我跟J說去開個會就回來。虛弱的她緊緊地拉住我的衣袖，說：「不要走，陪我。」我只能緊緊地握住她的手，說「好好」，然後不停地幫她按摩腹部和小臂。但是不見任何舒緩。

家裡新做的料理已經送來。但是J因爲尚未排泄，所以完全吃不下。吃不下，又可感覺到她的虛弱，這是進入惡性循環了。

這樣陪了J一個小時左右，到一點多，我看她精神好多了，說我還是去開開董事會，一個小時結束就回來。她點點頭，同意了。護士來說可以搬病房，於是我趕著看了一下環境，選了十一樓十二號房，然後就離開。

這次董事會除了要通過一位董事辭職後的遞補案，還要確認明年二月台北國際書展所做的種種準備，大家討論很踴躍。時間過得很快，我一看手錶，轉眼已經快四點，比預計的時間超出很多。早上手機打得太多，早就沒電，於是跟基金會同事借了一下手機，打去醫院問問情況。

原來的病房沒人接。於是我打電話給那位看護。電話通了之後，我先問她：「你們病房搬好了嗎？」

她說：「搬好了。」頓了一頓，又說：「可是你太太剛才休克過一次，現在在插氧氣管。打你的手機一直不通。」

我一聽到了插氧氣管的地步，唯一能說的就是：「那我馬上過去。」

我匆匆地跟董事們告個罪，借了一支手機，然後叫大塊一位同事趕快從辦公室過來陪我去醫院。

我打電話給Z執行長，她要我直接和她的先生H先生聯絡，說他會聯絡T醫院那邊，安排轉院的事。

我和同事匆匆地上車，往醫院趕去。天色越來越暗，也開始飄起小雨。我只能呆呆地望著車窗外。車子開過高架橋，開進擁擠的中山北路，霓虹燈、車燈都逐漸亮了起來，我的心情卻越來越沉。

同一天　晚上

終於到了醫院，趕進病房之後，J的情況又好了一些，暫時又不用插氧氣管了。護士來講了一下剛才休克的情況。J則一直說她的肚子不舒服，鼓鼓地，吃也吃不下去，拉也拉不下去。她從早上到現在，什麼都吃不下也喝不下。護士就說幫她擦擦薄荷油。

我與H先生聯絡。H先生介紹自己的醫師許大夫給我，說是T醫院的台柱之一。我說當然好。於是他要我請這邊醫院趕快準備一份J住院過程的簡要說明，傳眞給許大夫，以便他們知道如何接這個病人。

時間一分一秒地過去。J的情況好一陣壞一陣，但整體來說，是以小時爲單位在急速惡化。需要用氧氣管的時間越來越長，全身也不斷地開始出冷汗。這家醫院在整理病歷摘要，感覺起來簡直是度秒如年。不知過了多久，終於說是整理好了。同事請他們傳眞出去，卻聽他們說這棟大樓裡一台傳眞機也沒有，要傳眞必須到外面的7-11去。我們只好照辦。同事傳回來之後，發現傳眞上忘記寫許大夫的姓名，所以又冒著雨去重傳了一次。

不久之後，電話來了，H先生說他現在人已經到了T醫院，正在跟許大夫一起看病歷摘要。H先生說話一向不疾不徐的，這時格外有溫暖而安慰的作用。接著我和許大夫在電話裡談了一談。許大夫跟我再確定了一些情況後，建議我今天晚上已經很晚，先不要轉院，還是在這裡再待一個晚上，明天早上再轉院。我雖然不很願意，但是看J不時會出一身冷汗，精神狀況越來越差，也擔心去T醫院這麼遠的路上有什麼問題，就同意了。

期間，護士不時會進來幫J在肚子上塗塗薄荷油。到我和許大夫在通電話時，W大夫也來了。W大夫問問狀況，聽我在和許大夫聯絡，後來也接過電話交談了一會兒。通完話後，W大夫說許大夫建議今天晚上先把J送進加護病房。他也覺得如此。我問他現在到底是什麼情況，J的情況怎麼會這麼糟。W大夫看看我，說，「有可能是輕微的敗血症。」他又加了一句，「輕微的。」

從他口中聽到「敗血症」，那種感覺是很難形容的。

我雖然不很了解「敗血症」到底是什麼，但是總可以體會到那種嚴重性。一下子，我好像嘴巴裡被塞了一萬隻蒼蠅。千頭萬緒湧上心頭，卻什麼也講不出。我想破口大罵你們這是什麼醫院，一個人不過是腿上有個小紅腫走進你們的醫院，結果現在卻搞出個敗血症；我又隱約意識到是不是昨天我自己病急亂投醫給搞壞了，可是也不知道從何說起，所有的念頭閃閃爍爍，卻一句話也講不出口。

W大夫一行人出了病房，我趕去護理站再把他找出來，問敗血症是怎麼回事，是不是有生命危險。他簡單地說明了一下，的確會有生命危險，不過再度強調現在可能只是「輕微的」。

夜裡的醫院的走道上，螢光燈白得有點刺眼。W大夫站在一段距離外，沒有多遠，又好像遠得不得了。我又想開口說什麼，但又什麼也說不出。

我進了病房。J看著我。

我只能摸著她的手，問她還好嗎。

她輕輕點點頭。

現在護士她們在準備轉加護病房的事宜，我們只能等待。

我忽然想到一件事情。我跟J說：「記得我教妳的六字大明咒嗎？現在要進加護病房，我也沒法進去，什麼也保護不了妳，妳就好好地一直唸六字大明咒好嗎？」

我重複唸了幾遍，她跟著又唸了幾遍。

我想到今早從家裡把十幾年來一直跟著我的那部《金剛經》也放進了隨身包，就拿出來交給J，告訴她等一下我雖然不能陪她，但是這部一直在陪我的《金剛經》會陪她。J把《金剛經》抱在胸前。不一會兒，護士們來了。把她連床一起推了出去。

J就這樣離開了病房，消失在我的視線外。

同一天　深夜

過一會兒，一直陪著我的同事把房間裡的東西都收拾得差不多了。空空蕩蕩的病房裡，散落著一地的袋子、剛買的煮食用具等等。同事打電話要司機先上來收到車上。我則斜倒在沙發上。沒有任何力氣。

中醫師打電話來，說是要和他一位師兄一起來看驗血報告。我跟他說J已經住進加護病房。他和他師兄商量過後，說那就不過來了。

我想要跟同事說什麼，但是又不知道要說什麼。

忽然，我倒明白了兩個多星期來一直疑惑的一件事。我在報紙上看到一則新聞，說一對夫妻經常吵架，先生總是懷疑太太有外遇。吵到後來，太太受不了了，乾脆上吊，以死明志。太太死後，先生明白了，也來不及了。他說對不起太太，於是他也再三尋死。他們夫妻有一個小孩子。家人親戚都勸他說，孩子還小，你還是好好照顧小孩才對得起你太太。可是他聽不進去，堅決自殺了幾次之後，終於成功。看這則新聞的時候，我一方面是唏噓，一方面也和他那些親友一般不明白，心裡總在想：「對呀，怎麼不留下自己的生命好好撫養小孩呢？」

倒在沙發上那一會兒，我明白了他爲什麼要非死不可。眞是非死不可。不是理智告訴你說把命留下來照顧小孩才更有意義，就能攔住你的。

半天，我勉強掙扎著跟同事說了一句：「J怎麼了的話，我也活不下去了。」

十年前，曾經被我冤枉過一件事情，後來卻跟我一起創業，成爲我得力助手的同事蹲下來，跟我說：「不要這樣想。你一定可以度過的。郝先生，你是最棒的，一定可以撐過去的。」

我搖搖頭。

這時，家裡養鸚鵡的那兩位朋友到了。她們問了些經過，大家在那裡也不知該說些什麼。

一位護士進來，說J在加護病房已經安頓好，第一次剛進加護病房的人，家屬可以同時一起進去看看。於是我們一起過去。

進了加護病房，看到J。牆上的板子，主治大夫又寫作「W」。她的手腳都十分冰冷。還在不停地出冷汗。床邊有一個燈在幫忙照暖。《金剛經》就放在她的枕頭邊上。

我一直用力幫她按摩冰冷的手腳，希望幫助她暖和過來。J雖然還可以回應一些簡單的問題，但精神狀態已經更差了。護士說她的血壓太低，只有八十五，要想辦法加上去。然而很麻煩的是，由於她全身的血管都處在收縮狀態，所以一支本來應該插在頸部的針管插不進去。這根針管插得進去，她們才方便隨時抽血檢驗，也方便輸送必需的養分。

護士又拿了一張表單給我，要我簽名。表單名稱叫作「病危通知書」，上書「敗血性休克」。護士看我愣愣的，就說，進加護病房，這都是例行要簽的。於是我先簽了。她撕下一聯副本交給我保存。

我問護士，針管插不進去該怎麼辦。她說，她們會想辦法，現在要我們先出去。我說那我在外面等好了。她說：但是現在已經是十二點多，天氣又冷又下雨，很容易感冒。她建議我先回家休息，免得把自己累出病來。等明天早上七點加護病房開放時再進來看J。

我們一行出了加護病房。

外面深夜，黑黝黝的，飄著雨，溫度非常低。

車子過了士林的橋，過了中山北路，過了建國南北路的高架橋，深沉的夜色把我送回了家。

到家一點多。菲姨開了門。剛才沒找到的岳母原來是來我們家，已經睡著了。我想叫她起來，但又想算了。

到了房間，開了燈，世界是慘白的。

這幾天根本沒有時間與心情處理公事，但是發現一些重要的公事都積壓到最後關頭，非解決不可。J這場病來得眞是厲害，正好在我所有的事情進行到最關鍵的時候，打到要害。把J打垮了，也是把我打垮。眼下最關鍵的，有公司跟外界合作的兩份合約，加起來滿大的金額，相當緊要。而今天已經是要交出這兩份合約的最後一天，再也無從拖起。

心亂如麻中，我不能不沉住氣來拿出合約，從頭細看。這樣，我靜靜地花了一個多小時把合約整個看過一遍，要改的，要修的，都調整好。然後，我想睡一下。

關了燈，閉上眼，像是睡著又像沒睡著，一下子睜開眼，是半夜三點。我想，J會怎麼樣了呢？撥電話過去，我告訴護士是五床的家屬，問她現在情況如何了。

她說：「現在量不到你太太的血壓。」

我一聽，也不知道該回答什麼。又問：「那現在她頸部的針管插上了嗎？」

護士說：「她一直在出大量的冷汗。血管都收縮得很厲害，針管還是插不進去。」

我感覺到這是極嚴重了，隱約有點想要去給她送終的想法，我不能讓她一個人就那樣走啊，就問：「那我現在就過去看看她好嗎？」

護士說：「可是她剛才一直在要水喝，又說肚子不舒服，好不容易才睡著。現在她休息也很重要，有休息才有體力。你來，她又沒辦法休息，還是先不要來，等七點鐘加護病房開放的時候再來看她吧。」

我說好。

可是這時候是再也睡不著了。我想到打個電話去美國給Q先生。對我而言，Q亦師亦友，在我接觸佛法這近二十年來，受他的指點與幫助很多。不過這次他從九月份就去美國弘法，所以J生病後，還一直沒有機會講到話。好不容易輾轉找到他，他說會修法加持。

然後我又打電話去給那位命理高手。

他一聽J住進了加護病房，也是大吃一驚，怎麼會搞到如此嚴重。後來他告訴我幾點：

一、J一定是沖到什麼。一定要查出她最近去過哪裡。把那一天她穿的衣服、鞋子找出來。鞋子扔掉，衣服則要拿著去她去過的地方一路呼喚她的名字。家裡也要四處點上蠟燭，打開窗，四處叫她的名字。

二、看看家裡有沒有什麼壞掉、爛掉的東西，也許是植物，或是椅子什麼的，找出來要扔掉。

現在既然別的事情不能做，就照他的話試試吧。於是過去寶比的房間，把岳母輕輕叫醒。就著微微的昏黃燈光，她睡眼惺忪地起身，我壓低了聲音跟她說：「媽媽，J情況不太好，住進了加護病房。」

岳母只「哦」了一聲，什麼也沒說。我握住她的手，她也回握著。我們呆坐了一會兒。接著我把菲姨也叫了起來。

首先是查生病前，J到底是去過什麼地方。

這倒容易。十月中旬，J和岳母、寶比、菲姨一起去了趟淡水。菲姨記得J那天的衣著，把衣服、褲子、鞋子都找了出來。

這時還不到四點鐘。命理高手講的第二點，讓我想到要清一下佛堂。

一向，我相信佛法是心法，對境練心，重點不在於佛堂如何。所以，從住進現在這個家之後，我只把一個小小的空間用來做佛堂，偶爾只在感到需要的時候，才進去燃一炷香，靜坐一會兒。

現在進去仔細看看，才覺察到自己的不該。這兒固然有一個主要供奉的佛桌，但哪像個佛堂，倒像是儲物間了。除了學佛近二十年來收集的許許多多佛菩薩像、經書之外，還有偶爾去一些民俗信仰場合拿的符咒、桃枝棒等，也都塞在這裡那裡。一些損壞掉的佛像框，甚至一個枯掉的盆栽也躲在隱密的角落。

我開始清理起來。先把一些壞掉、枯掉的東西清理掉，再把一些和佛法無關的東西扔掉，再來，把一些雖然是有價值的佛像，但是我自己一時用不到的，拿出來仔細打包好，準備送人。命理高手早跟我說過，家裡佛像太多，不是什麼好事。我至少相信，收了一些佛像，又不好好供著，的確不是什麼好事。

這樣忙了一陣，家裡四處點上蠟燭，我、岳母、菲姨四處叫了J的名字一陣子。叫的時候，還記著要像叫一個在外面貪玩不肯來家吃飯的小孩一樣，輕鬆地叫。

室外夜色如墨，淒風細雨，屋內燭影搖晃，聲聲呼喚，一切壓得人喘不過氣，如夢似幻。好不容易，我看看時間，是五點了。於是再打電話到Z醫院的加護病房。

我問護士現在我太太的血壓如何了。

她說：「現在還是量不到你太太的血壓。」

我又問：「那現在她的頸部針管插上了嗎？」

護士說：「她的血管還是收縮得很厲害，針管還是插不進去。」

我再問：「那你們打算怎麼做呢？」

她說：「我們準備等天亮了再問醫生。」

我腦袋裡閃過好幾個問號？這裡不是加護病房嗎？怎麼還要搞到天亮才有醫生可

問？醫生是誰？我要問誰？那個傳染科主任？忽然想到，看到加護病房J的床頭牌子上主治大夫名字又寫的是「W」。

我掛上電話，馬上找W大夫的電話。用手機寫名字，一下子跳出個「喪」字。我心一震，在不到十分之一秒的時間裡很快地刪掉，重輸。一打去，電話是通的，W大夫接了。

他聽了之後，說他來處理看看。

掛完電話，我跟岳母說，那我們一起去淡水叫J吧。

車子開在夜色十分濃厚的街上。我自己心頭波濤起伏。

我和J是在網路上認識的。那時我從感情的波濤中筋疲力竭地上了岸，又要爲自己新事業而殫精竭慮，本來以爲接下來的人生除了工作什麼也不要再有的時候，卻在虛擬世界的聊天室裡遇見了她。我一直認爲她是佛菩薩安排在那個時刻出現，賜我一個讓我身心得以安頓的機會。最近我們的婚姻生活雖然也有趨於平淡的問題，但我不是已經發現了怎麼兼顧工作與家庭的方法，也在身體力行？我犯了什麼錯，罪竟致此，佛菩薩又要把這個機會收走？

天色還是黑的，雨倒停了。我們在淡水老街一個巷口下車。往裡走一點路，就是淡水的渡頭。岳母說那天她們就是從這裡走下去的。渡頭邊上有一兩個早起的人在聊天。我拿出J的衣服，對著大海的方向叫了起來：「J，回來啊！J，回來啊！J，回來啊！」

大海黑黑的。

對岸八里那邊則有點點燈火。

我繼續呼喚她：「J，回來啊！J，快回來啊！」最後，我只能哽咽地再大喊：「J，回來！我愛妳！I love You！」

然後，我突然想到命理高手說的，也不能太緊張，要像叫一個在外面貪玩不肯來家吃飯的小孩一樣，輕鬆地叫。於是就放柔了聲音叫，然後要岳母推著我的輪椅，從渡頭往捷運站的方向慢慢過去。

我們沿著海邊的路一路走，我突然想起用寶比最喜歡的那首音樂的調子叫起她：「J，J！J，J，J！～～J，J！J，J，J！」一路走，一路朝著海的方向揮動著她的衣服，一路唱。路上有稀落的人，也很感謝他們沒有躲得遠遠的。

這樣唱著走著，天色逐漸有點亮起來了。我看著遠處的天色，心裡想，有一天，我一定要帶J在這個時間來淡水，我要親自唱給她聽我是怎麼把她叫回來的。我們要在冷冷的冬天的清晨，兩個人靠在淡水渡頭上看遠方黑黑的大海。這樣想著，我開始莫名地輕鬆起來，覺得J應該可以好起來了。

然後，我要岳母把J的衣服帶回家掛起來。我，則直接去醫院。

我上了車，W大夫的電話打來。他說，雖然用一般方法量不到血壓，但是他已經教他們用超音波的方法量到。血壓是九十。另外，頸部插不進針管的問題，他也已經教他們從大腿部插了進去。他說今天他要去中南部，但是會繼續注意這件事。

我到了醫院。時間還不到七點。在大廳坐了一會兒，然後上去加護病房。

七點鐘，加護病房門開了。我進去七手八腳地穿隔離衣。衣服慌慌亂亂地穿上後，礙手礙腳地推不動輪椅，幸好一位護士來幫我，穿過走道，來到J的病床口。

我已經預期了各種可能看到的畫面，但是做夢也沒想到竟然看到這麼一幅景象。

J側臥著，看著我滑著輪椅進來，然後，她嫣然一笑。眞的，嫣然一笑。我從沒有看過她，或任何人有過那麼美麗的笑容。

我差一點沒哭了出來。

我緊握住她的手。她的手還是冰冰的，但是她的精神已經和昨天晚上不能相提並論。J朝著我點點頭，有一點點喘，悄聲說道：「我跟你說，我的病已經好了。佛菩薩已經把我的病治好了。」

我一聽，馬上就信了。但是，發生了什麼事呢？我問她。

她微笑著：「等我們回家以後，抱抱的時候再說給你聽。」

我說不要，一定要馬上告訴我。她看我一定要聽，等護士走開後，跟我說了經過。

從進了加護病房後，她就一直在持六字大明咒。中間不斷地出冷汗，極爲難過，但仍然昏昏迷迷地持續著。但就在持著持著的過程中，突然她像是聽到一個聲音般地跟她說明了整個過程。

那個又像是來自身外，又像是響在她腦內的聲音是這麼說的：

到十一月十六日之前Z醫院的治療，有對路也有不對路之處，所以起起伏伏地折騰了那麼久，（這一段話，有一些到今天我們還不太明白的地方，所以暫不完全公布）但是十一月十六日，卻是因爲吃了極寒的飲食，又加上瀉火的中藥，造成了她的急性腸胃炎。

所以，那個聲音告訴她：「不要擔心，你得的只是急性腸胃炎，不是什麼敗血症。」

她說，聽到這裡，她突然之間覺得原來吸得不順暢的氧氣一下子好甜好甜地湧入；吞下去的口水，也一下子變得好甜好甜。她的精神一下子振作起來。她很肯定地跟我說：「我現在已經把自己治好了百分之八十了。現在最重要的是把我的血壓恢復到九十以上，讓醫院幫我把體力恢復一些。只要把我的腸胃治好，等我出院後再做調理就可以了。我不要轉院，到了T醫院又要從頭折騰，我不想再受一次罪了。我現在不要吃任何東西，讓腸胃清空。」

我聽她說得這麼肯定，先是說好，但是後來想到這家醫院令人極爲不安的一些事情後，就決定還是離開，轉T醫院。

回顧J在生死關頭徘徊這一趟，我自己在前一天給她東服西吃地塞下了那麼多東西，要負最主要的責任。其中得到的慘痛教訓是，如果你已經進了西醫院，卻又要私下使用中醫來治療，極爲危險。中醫師進醫院，由於無從了解醫院裡的治療方向、用藥及病人的病歷，因此不但可能幫不上忙，還幫倒忙。

但是對於Z醫院，我也有幾點很不明白的事情。

第一，十七日她從早上開始就感受到腸胃的不舒服，醫院也安排了她去看腸胃科。但是從那時開始，一直到十八日她轉院，事實上，醫院沒有一位醫生問過她一個問題：「妳吃過什麼東西呢？」，或是「妳吃過什麼不對勁的東西？」任何一個小孩子回到家裡嚷他肚子不舒服，媽媽都要問他的第一個問題，在Z醫院裡卻沒有一個人問——何況，從住院起，我就再三告訴他們，J才剛檢查出十二指腸有潰瘍。

如果Z醫院做了該做的問診，如果他們知道J在前一天服了什麼，會不會對J的腸胃做進一步的檢查，而不是一直只塗薄荷油？如果做過腸胃的仔細檢查，他們還會在看到J在十七日下午的休克狀況後，就判斷是敗血性休克嗎？

第二，十七日深夜到十八日凌晨那幾個小時裡，我覺得最恐怖，也最不明白的，是他們的加護病房爲什麼在量不到J的血壓，以及J全身血管處在收縮狀態，頸部大針管插不進去，就束手無策？

後來我發現，針管從頸部插不進，而要改在大腿處找個地方插，簡直是醫師的常識。那是個手術，但並不是多大的手術。後來我在其他醫院兩次目睹醫生在一般病房裡爲J做過這種手術。爲什麼一個加護病房碰上這種情況，能放在那裡長達七個小時不做處理，最後要勞駕極資深的W大夫親自打電話去指導，才能完成？

Z醫院並不是一個小診所。爲何如此，這是直到今天我都不明白的。

最後，這家醫院的管理也很有問題。

不說整棟大樓怎麼會沒有傳眞機，很令人不解的，是他們加護病房外面又是文字又是廣播提醒不能在周近使用手機，但是在加護病房裡面，卻是醫師和護士紛紛使用手機。我在加護病房裡聯絡T醫院轉院，就是一位護士拿她的手機給我使用的。

第三階段：收拾一半的戰場

J先進T醫院的加護病房，這裡按Z醫院轉院說明上的「敗血性休克」來處理，房裡記錄板上註明著Septic Shock。

當時如果有個第三者在場觀察記錄，可能會發現一些很奇特的現象。

醫院方面，應該覺得十分嚴重。J的白血球指數是二萬五千多，並且其他許多指數他們說都很亂。加護病房的醫師還告訴我一點，J的白蛋白數值非常低，只有一點二。正常應該是四點多。他們擔心是腎臟受到敗血症的破壞而流失的。所以要給J自費補充白蛋白，但是儘管如此，補充過來的機率只有百分之五十，因爲如果是腎臟受到破壞，那麼很可能還是會從腎臟流失。

後來，陪我同去的同事說，當時另有醫護人員跟她私下講，血液指數等太亂，這一兩天能不能過關，要看J的造化了。

可是另一方面，我這個家屬，又似乎處於一種十分輕鬆自在的狀態。一見到許大夫，我就趕快跟他招認前幾天吃了中藥。怕他不相信，沒有跟他講J聽到聲音說那是「急性腸胃炎」的事，但是請他們趕快檢查一下J的腸胃。許大夫答應會做腹部超音波之後，我幾乎是鬆了口氣地，相信謎底很快就要揭曉。

可是我輕鬆的自信，到了晚上卻崩潰了。

重新拿起〈大悲咒〉

七點是T醫院加護病房晚上允許探視的時間。我去了之後，迫不及待地問醫師超音波照出來的情況如何。他說是一片混沌，看不清楚，所以要另照一張高能超音波。我問他什麼時候可以照，他說因爲是週末到了，得安排才知道。

晚上回家，想到明後兩天就是週末，一股無助之感襲來。突然間，我想到下午沒有跟許大夫他們明講J聽到的聲音，而只是間接地暗示她的腸胃有問題，會不會根本就是貽誤戎機？本來以爲腹部超音波照出來，所有的問題不證自清，現在卻不知道還要再耽擱多少時間來重照，會不會耽誤了最寶貴的二十四小時或四十八小時？

回家的路上，車子來到一個路口，明明那麼熟悉，卻又似乎變了一點點傾斜的角度，形成了另一個世界，壓得我喘不過氣來。我用力地捏捏自己的臉頰，希望這是一場夢，可以把自己捏醒。我沒做什麼對不起人的事，爲什麼會碰上這種事？

整夜我輾轉反側，無法成眠，痛苦不堪。

唯一安慰自己的，是想到佛菩薩應該不可能在救了J一命之後，又聽憑她墜入火坑。佛菩薩應該不可能讓J熬過昨晚最難過的一關之後，只是爲了留一口氣回來告訴我她這次確實是被中藥所害，然後就讓我永遠被自責所吞噬。

然而，反覆的緊張與痛苦，仍然像是一千條蛇，一千把火，徹底咬在、燒在我的心頭。

半夜睡睡醒醒，好不容易熬到天色微亮，趕快起身進佛堂打坐，努力平息自己的雜念，維持心情的平靜。T醫院的加護病房，不接受任何電話詢問，而第一次開放探視又要到十一點，我有一段極爲漫長的等待。

我先是決定打電話給許大夫的助理謝小姐，說了J在Z醫院的加護病房裡唸六字大明咒的時候，聽到一個聲音告訴她那其實是急性腸胃症而不是敗血症，因此請她轉告許大夫注意急性腸胃炎的方向。

聽謝小姐的語氣，倒沒有像是把我當神經病看的樣子。她答應我會轉告。

我又打電話去告訴H先生。他前天冒雨親自去幫我安排轉院事，以及這天早上又在電話裡告訴我就算是敗血症也不要急的語氣，都很難忘記。一般人在安慰別人這麼重大情況的時候，不是會跟著一起著急、嘆氣，就是難免故作輕鬆到有點輕佻。H先生那種維持一向平和的講話語調，卻又透過電話都可以聽出他帶著一種安慰你的笑容，給我上了一課。

之後，等待中我又胡思亂想了好一陣子。唯一做的有意義的事情，是持續在佛堂裡整理各種還沒清理完的書籍、物品。最重要的，是找出一本一九八九年我剛開始接觸佛教的時候，讀的〈大悲咒〉。小小的一冊，雖然不是當年的那一本，但是同樣的封面，同樣的版本。〈大悲咒〉是許多人學佛的第一課，總要讀到會背，當時我也是。不過後來我沒有繼續持誦，所以早就忘了。

我拿著那本好久不見的〈大悲咒〉，想到這是大悲觀世音菩薩的心咒，又想到J受六字大明咒那麼大的保佑，專心持念〈大悲咒〉應該就是我唯一的方向了。這天早上我拿著〈大悲咒〉讀了七七四十九遍。多年不記得的〈大悲咒〉，這一次眞的上手也上心了。

三次探視，三次不同的景象

T醫院加護病房一天開放三次探視。三次探視，看到J三種不同的情況。

早上十一點那一次，J又腫了許多。她的模樣，成了一個又紫又腫的充氣娃娃。手腳仍然冰冷。尤其小臂腫得鼓鼓的。我問她精神還好嗎，她輕輕地點點頭。她雖然沒有力氣講什麼話，但和她說話，則都有反應。

加護病房醫師說J今早的白血球指數是三萬七千，比昨天又高了一萬二千多。無知者無懼，這句話完全顯示在我身上。當時我聽了也沒有特別驚恐，只是不停地幫J按摩胳臂。

許大夫來，和加護病房醫師討論白蛋白流失的可能。我跟他們兩位再重複了一遍J聽到聲音的事情。加護病房醫師沒有任何表情，許大夫拍拍我，要我「安心」。是的，想起前一陣子訪問一個人，他說「事實改變不了，唯一能改變的是你看待事情的角度」。心想的確，現在都已經是T醫院最好的醫師在治療了，應該相信，並且配合他們。

下午二點再去看J，她的四肢都極爲腫脹，尤其兩隻胳臂簡直就像圓圓鼓鼓的氣球。

我用力地幫她按摩，覺得有點開始消腫，同時，也感到自己有許多氣湧出來，幸好戴著口罩，所以我一大口一口在噁心的樣子，不會被別人看到。也感到一陣陣想瀉肚子的感覺。但一直忍著，希望多爭取一點時間幫她多排一點氣。會客時間到了，我又設法多賴了幾分鐘出去。一出去，就衝向洗手間，大瀉了一通肚子。

晚上七點去看J。一進去，大爲意外。看到早上的紫色充氣娃娃消了一大圈。氣球胳臂也消了大半。整個人的腫脹程度大爲改善。我問她發生了什麼事。她說下午兩點我回去後，她就開始瀉肚子。大瀉特瀉，瀉到肛門都破了。

許大夫來，告訴他J瀉肚子事，他去和加護病房醫師討論。而我能做的，仍舊只是繼續幫J按摩她的手、腳，幫她排氣。

正在用心地排的當兒，有人叫我。原來是許大夫和加護病房醫師過來。許大夫說：從今天下午J瀉出來的東西檢查，她的腸子確實有發炎。而這幾天白蛋白流失的問題，原來不是從腎臟流失的，而是從腸子裡的大便而來。也就是說，造成這些問題的，不是她的腎臟，而是腸子。

我問加護病房醫師現在的白蛋白是多少，他說已經有回升，到二點二。他說，會安排星期一就照大腸鏡。

接下來的改善與波折

接下來幾天，J的情況一路改善。她的白血球指數，第二天降為二萬多，第三天降到一萬多。白蛋白也回升回來。星期一要照的腸鏡，因機器故障延到第二天照，證實有兩段發炎。一段是失血性發炎。一段是感染或結核性發炎。

這天下午還做了骨髓檢查，晚上證實血液系統沒有問題。強心劑也在這一天停用。

J的精神也好多了。在大瀉一通的第二天，J跟我說：「你看我，已經腫得不成人形。」

我大感意外，趕快說：「不成人形？妳已經算是恢復人形了，昨天那才叫腫呢。」

前兩天眞正腫的時候，她不覺得腫，現在好多了的時候卻感覺到腫，只能說是前兩天她意識根本就不怎麼清楚。現在是有些精神了，才覺察到自己的變化。

照了腸鏡之後，我問她現在覺得情況如何，她說很清楚地覺得胃裡有一個點。那個點使得她不吃東西的時候，會隱隱作痛。但是一吃東西下去，就會脹得根本吃不下。她又覺得那個點好像是個有生命的東西，它已經感覺到醫生們快要發現它了，所以緊繃著。（這裡我們說的吃東西，其實根本不是進什麼固體的食物，只是喝安素而已。）

了解了大腸的狀況之後，我去問加護病房醫師，如何再接再厲，把胃裡的情況也搞清楚。他說有兩個選擇，一個是照胃鏡，一個是做胃部電腦斷層掃描。由於J還十分虛弱，是否需要馬上就接著做胃鏡，他認爲還需要再考慮。我和J討論後，決定交給醫生決定。

不過，我可以感覺到，即使有十八日的大瀉特瀉開始改善情況，以及今天大腸鏡的檢驗結果，加護病房醫師以及加護病房裡的其他幾位年輕醫師，還是沒有接受「急性腸胃炎」的說法。

J的情況一路改善，但也又發生了一些問題。

先是血紅素降得過低。醫師說一般女性的血紅素應該是十二，J進院的時候低一點，也有十點多，還可以，但是後來卻降爲六點多，降得太誇張了。因此要開始爲她輸血漿。

血紅素恢復過來，醫師剛考慮要轉出加護病房的時候，又有新的狀況。他說，第一，J血液中的含氧量還是有不足的問題；第二，出現新的問題——J從前一天夜裡起，會有些不自覺的動作。頭會搖晃，手腳會抽動。他擔心是癲癇，要做腦部掃描，等一下神經科醫師也會來。

就在說話的當兒，J開始左右擺起頭來。她說自己很緊張，很不舒服，護士問她要不要戴氧氣罩，她點點頭，於是戴上了一個大型的氧氣罩。她想講什麼話，但是隔著氧氣罩，加上她一面搖頭一面說話，氧氣罩上都起了霧氣，講話聲音還是聽不清楚。

神經科醫師來了。他要J做了些舉手的動作，又用一個小儀器敲敲J的膝關節等等，說是沒有問題。因爲如果是癲癇的話，做不出那些動作。接下來我陪J去照腦波，初步也說是沒有問題。

回到加護病房後，J擺動的情況停下來了。我想到一個可能，就告訴J，佛教裡，有一種自己下意識發動的自性運動。不知道是否可能是她這一陣子的情況，啓動了自性運動。

聽了我的解釋，她馬上回答說是。從昨天晚上開始她開始動起來的時候，她意識到這是佛菩薩在調理她。只是她感覺到有兩種力量，一種力量動起來會讓她覺得很舒服，幾乎覺得可以下床走路；但是另一股力量動起來，又讓她身體一些地方發緊，讓她緊張。我安慰她，要她對那股緊張的力量也不要感到害怕，這就好像按摩身體，按摩到有問題的地方會痛的道理是一樣的。換句話說，這種緊張，不舒服的感覺，本身就可能是一種治療。

那天晚上七點的探視時間，我請Q來看看是怎麼回事。前一天Q從美國回來。終於能等到他回來，有一個可以討論的對象，太好了。

J這時已經可以喝粥，但是吃沒幾口吃不下，然後又搖頭晃腦起來。一面搖，一面她說話了：「郝先生，我跟你說，這是非常重要的事。佛菩薩這是在幫我治病，讓醫生們看一看祂是如何在治我。」

Q教她放鬆，要她在搖晃的時候把搖晃的力量放空。可是J仍然在繼續不停地搖。頭搖，身體也在動。

J說：「佛菩薩的力量太大了。佛菩薩說，要趕快換病房，趕快離開加護病房。佛菩薩說我的肺有積水，在加護病房裡靠我自己的力量是排不出去的。要趕快離開加護病房才有機會把肺積水排出去。」

她身體一面在擺動，閉著眼睛一面很沉著地在說話的樣子，讓我心裡有點狐疑。我雖然相信也見識了佛菩薩力量之偉大，但是我想不出佛菩薩爲什麼要在這些小地方上顯示其力量的道理。Q在一旁也跟她說，如果想趕快出加護病房，那就不要繼續這樣搖下去，越是這麼奇怪地搖，豈不是越讓醫生他們不安，越出不了加護病房。他說得很有道理，我就一起勸J。但是她沒有就此打住，仍然在斷斷續續地搖。

不一會兒，另一位神經科的女醫師來。她又像早上那位醫師所做的，要J做些舉手的動作，又用東西在她的各處關節上東敲敲西敲敲。結果也是如同早上，檢查不出問題。加護病房醫師和她都提出了假性癲癇的可能。

我們則知道，現在的重點是如何趕快離開加護病房。

終於移出加護病房

隨著J的情況波波折折，我的心情也起伏不定。唯一能做的，只是盡可能讓自己保持鎮定。但也有一天，差點失控。

那天是在我們合作密切的設計公司那裡開會。面對著一桌子的問題，有一剎那，我差點大吼大叫起來，把桌子掀翻。「沉住氣，沉住氣，沉住氣……」我只能在心底一再輕聲告訴自己。在沒有別人注意到的情況下，我平復下情緒，把卡住很久的一本書的內容，重新編出一個新的方向。那是我情緒波瀾起伏最大的一次。

想確使J可以移出加護病房的那個早上，心潮起伏也不小。

我先去見Z執行長，跟她說明了一下經過，謝謝她的介紹與許大夫等人的照顧。Z執行長非常體諒，建議好好和醫生去談談。

十二點的時候，我趕去T醫院舊大樓找許大夫。今天的天氣不錯，陽光照在舊大樓的走道上，暖暖的。

謝小姐聽了我的來意，開始不同意。她說J才剛好轉過來幾天，沒有人這麼急著出加護病房。最重要的，是因爲加護病房醫師照了一張J的肺部X光片，上面有一片陰影，有可能是肺積水，但也可能是感染，所以正考慮是不是要在加護病房再多住兩天。

聽到這裡，我趕快跟她說：「我正是爲這件事情而來的。」我跟她講了一遍J又聽到的聲音，說那正是肺積水，並且在加護病房越住越排不出去，所以才提出這個請求。

我和謝小姐只見過幾面，但是很感謝她對我說的事情沒有嗤之以鼻。她說，我的心情她可以體會，但許大夫是學科學的人，一切還是得從科學證據上著手，所以還得再了解。最後她要我回去等，說，「許大夫會再和加護病房醫師討論。」

接下來的一個小時，是大煎熬。很擔心醫師最後不答應。但最後加護病房醫師那裡終於說是可以轉出去了，並且找到一個兩人房的床位。不過那是感染科的床位，問我們介不介意，J一口說沒有問題。

我們移出加護病房成功。

在十五B的起伏

我們在十五B的病房前後共住了四天。

這四天裡有一些好的發展。

換了病房的J，立即似乎換了一個人。她可以坐起來了。吃我帶去的粥也狼吞虎嚥。氧氣管很快拿掉，導尿管也是。她的體重持續下降改善。最重要的是，再照X光片，肺積水的陰影，退去好多，明顯改善。

我還去接那位筋絡調整的老師父來調理。每次她都覺得舒服許多。

有一天，我提了一個想法：「今天要不要接寶比來看看妳啊？」

這陣子沒有什麼特別表情的她，突然臉色激動起來，泫然欲泣：「我這個樣子，寶比還會記得我嗎？」

我說妳的樣子好得很，寶比一定會說很漂亮。

這樣，J找樓下美容師上來病房幫忙洗了一個頭，中午時分接寶比和菲姨來病房。J抱著寶比一直激動地問：「寶比，你還記得媽咪嗎？你還記得媽咪嗎？」寶比倒是一向的泰然自若，回答一聲：「記得啊。」就跟媽咪抱在一起，又起來在床上跳跳跳。

菲姨也來緊緊地擁住J，兩人激動成一堆。

然而，也有些令人不安的情況。

第三天晚上，J又開始發燒。十五B的住院醫師說還是不明白是怎麼燒起來的，所以用類固醇繼續治療。我們聽到類固醇，心裡都輕鬆不起來。Z醫院的種種，很容易就浮上心頭。

那兩天，住院醫師通報傳染病防治中心，說我們家有疑似登革熱病例。後來看J的下巴到頸部附近有個地方腫起來，又有點懷疑是腮腺炎。而不論是什麼病名，只要聽到，都會讓我很興奮——管它是什麼炎，有個病因就好。然而，後來證明，都只是空歡喜一場。有人會以發現自己患了什麼病而興奮，發現自己沒患上那個病而失落，就是我那段時間的心情寫照。

更麻煩的一點是，住進十五B的病房後，鄰床是一位瘦瘦的七十七歲老公公，患的是肺炎。他經常咳嗽，白天還好，夜裡就很大聲，結果J說她一連四天晚上都無法入眠。到第四天晚上，J出現吞嚥不下的問題，並且也輕咳起來時，我們不由自主地懷疑是否受了什麼感染。

第四階段：頓時停止呼吸

今天十一月二十九日，星期二。

早上起來，和J討論接下去要怎麼辦。我們在想，既然腸胃炎的問題已經處理好了，是否到了應該出院，自己回家去調養反而更好些的狀況。留在這裡，一直睡不好，加上感染科的病房與隔壁床肺炎的老先生，醫生又開始用類固醇的治療，在在都讓我們不安。

J說想要出院。

住院醫師來了，說是不可以。後來他看J態度堅決，就把自動出院同意書拿來了。我又有點想簽，但又簽不下去。我說，那妳問問佛菩薩吧，看看可不可以出院。

謝小姐來，也反對。她話說得婉轉，但意思很清楚：好不容易救妳一條命回來，這樣出院太危險了，讓所有的人的努力都白費了。這天來看J的一位同事也攔阻，急得差點哭出來，說J實在太自私了。

J坐在床邊，沒有正眼看別人，自顧自地就是堅持要出院。我跟著大家一起勸她，但是心裡其實也沒那麼堅決。尤其看她如此肯定的樣子，以爲她又接到什麼訊息。後來，謝小姐有事要離開，我跟同事則下樓，在咖啡廳談接下來該怎麼辦。

我們上樓之後，看J一付篤定的樣子。

那張自動出院同意書，她已經自己簽出去了。

我們去問住院醫師，回家後該如何注意。他什麼也不肯說。因爲我們是自動出院，所以院方不能給我們任何後續治療建議，以免出了什麼事要負責任。住院醫師任何建議都不給，只能告訴我們出院的當天他在用什麼藥。其中有利尿劑、胃藥、類固醇。由於J在使用類固醇，所以血糖指數很高，有兩百多，所以要多注意血糖是否過高等等。他說，他唯一能做的，就是寫一份病歷摘要給我們，然後出了問題的時候，一，趕快找一家大醫院看；二，回T醫院急診。他說得乾脆，我們想這也是他的立場。剩下的只有自己想辦法。

我們下樓去買了一台血糖計，準備回家去使用。

快出院前，承蒙一位出版前輩熱心介紹，由他的夫人陪了一位調整脊椎的先生來，再幫J看了一下。準備出院後再去麻煩他。

醫院方面的手續辦得差不多，我去結帳。J下床拍了張照片留念。然後換了衣服、鞋子準備回家。她還太虛弱，只能坐醫院的輪椅下樓。

今天天色很陰，又很冷。大約四點的時候，我們終於出院了。

回到家，J先坐我的輪椅上樓，我再上去。寶比和兩隻貓咪很興奮。J自己的高興，當然更不在話下。她握著寶比的手，一直坐在客廳的沙發上。

這段時間，同事照著病歷摘要去買藥，但類固醇買不到。我則打電話給一些朋友說明。

J東摸摸西摸摸，又來到臥房處，看看窗外，看看裡面。她坐到床邊，跟我說：「你知道什麼是幸福嗎？」她指指牆上我畫的一幅畫，「看著你畫的畫，就很幸福。」

我想她在醫院裡就一直在抱怨四天沒法入睡，沒有體力，所以問她回到家來了，要不要好好睡個覺。她躺了一下下，說還是睡不著，說想去找那位老師父。這樣我帶了體溫計，準備隨時幫她量一下，就出門了。

她的左眼角，一行清淚流了下來……

我們到的時候，大約六點半。老師父看她來了，說：「妳眞的出院了，很勇敢。」接著就要她躺下來，幫她排氣。這個精舍的氣功系統，是幫人把體內的廢氣排出來。把鬱積的地方化解清理，氣不鬱積了，身體也就健康了。

精舍裡有老師父加上一個女弟子。老師父說：「你就放心地把她交給我們吧。這裡有我和她在，就可以。你可以留在這裡，也可以就先自己回家去休息。」

我說還是留下來陪她。

師父幫她排氣的時候，我在旁邊幫忙，注意她的情況變化，不時問她一下感受如何。J很舒服的樣子，告訴我很好。剛躺下的時候，她的體溫是三十七點八。開始時，我打算差不多每一個小時量她一次體溫。可是大約過了四十分鐘的時候，我就先量了一次，到三十八度了。雖然是一點點的上升，但我有點擔心，開始大約每半小時就幫她量一次。

排了一陣氣之後，師父說要起來吃飯了。J起身，跟大家一起吃了晚餐。她的精神很好。飯後還對精舍裡的佈置很感興趣，合什緩緩地在佛堂中繞行一圈，一面還問了些有關佛教的問題。

飯後再躺下來，體溫又上升了零點二度。我有點擔心但是也沒太擔心，想如果體溫一直這樣緩慢上升，一定有個道理，那就是佛菩薩在考驗我的信心，一定會在最後一刻，體溫上升到相當高的時候，突然又開始下降。我一面這樣想著，還一面想像等這些情況都過去後，跟別人述說這些經過的情況。

時間逐漸過去，J的體溫一直沒有降下來。三十八點二，三十八點四，三十八點六，很穩定地一路逐漸升上去。我不時會問她一下現在感覺如何。她都回答很好。甚至有那麼一會兒，當我們幫她按摩到脖子附近的時候，她還偏過頭來跟我說：「怎麼按得這麼舒服呢？」

十點多的時候，體溫終於上破三十九度。

我跟師父說。他很沉穩地回答，沒有關係。對比上次找那位中醫師，才敲敲肚子就不敢處理而離開，這位師父正好是個極端的對比，十足的信心寫在臉上，不慌不亂，繼續用他一貫的方法治療。我心裡感到不安，但仍然覺得應該很快就會峰迴路轉。只是我也設了一個底限，就是如果到了四十度，那我就叫救護車。不過在這麼有信心的師父面前，我也不好洩他的氣，所以就用手機簡訊通知司機，請他先查一下怎麼叫帶氧氣設備的救護車。

J的體溫繼續在上升，三十九點四了。

師父開始用冰枕。這種冰枕和醫院裡的不太一樣，冰的程度更強，躺下去不久，裡面的水都透出來。

我問J還好嗎，她說還好。

然後，師父繼續治療，不過這時不只那位女徒弟，連他一位兒子也出來一起幫忙。師父仍舊不慌不忙地進行他排氣的過程。他一面排，還一面解說要怎麼排。這種排氣都要烤熱石頭放在身上，接著他說，其實，石頭不烤也可以，要他的徒弟從牆角拿一塊沒有烤過的石頭來，放在J身上，然後說，不但石頭可以不用烤，排氣也不見得一定要從人的身體上排。他一面說著，一面輕撫著壓在J胸口那塊石頭。

我看著他用排氣的動作不斷撫摸石頭，覺得疑惑。烤了的石頭可以發揮相當於中醫薰灸的效果，我是相信的，也體驗過。但是石頭不烤也可以發揮這種作用，我就有點懷疑。至於說直接在石頭上排氣，而不是在病人身上排氣，則更讓我覺得不解。但是看他煞有介事地在排，我也似乎看到那塊石頭上眞的有一層氣流在迴旋，於是忍住沒講什麼。

不久，忽然，J偏過頭來說了一句話：「我呼吸不過來了。」語畢，她的頭一偏，垂了下來，嘴角，吐出了白沫。

我大叫，J！

大家扶正她的頭，我趕緊打電話通知司機叫車，然後不斷地大聲叫她的名字。她直挺挺地躺在那裡，有一剎那，我想她是不是已經走了。但是那位女弟子說：「可是她的眼睛還在眨。」我這時才注意到，她是直直地看著天花板的螢光燈，然後有規律地一眨一眨。我不停地大聲叫她的名字，說：「J，聽到我的聲音，就把眼睛眨兩次。」

她沒有反應，只是繼續一眨一眨。然後，我看到從她的左眼角，一行清淚流了下來。

我沒時間多想什麼，多做什麼，只能不停地用雙手用力地拍出節奏，然後一直大聲地叫J、J、J、J……

不知過了多久時間（司機後來告訴我，三分鐘左右），聽到救護車的聲音來了。然後救護車的人員上來了。他們一個個的身影顯得極爲巨大。擔架來了，他們一把就把J拉了起來。J整個人軟綿綿地癱著。有一個人看到J胳臂上的針孔及大片大片瘀青，厲聲問我：「這是怎麼回事？」我說：「剛出院，在醫院打點滴打的。」

騷動中，他們先把J抬下樓，我也緊跟著下去了。

在樓下，他們問我：「現在要送去哪家醫院？」

我說：「T醫院吧。」

有人一口回絕：「太遠了，不行。」

我說：「那G醫院吧。」

那人還是一口回絕：「還是太遠了，不行。」

他們之間交談了幾句，我聽到：「那就K醫院吧，最近。」

因爲我的輪椅上不了救護車，只能繼續搭我自己的車。救護車最後關上門，要離開的時候，我聽到的最後一句話是：「先生，你太太的狀況不樂觀。她已經沒什麼意識了。」

我不記得點頭回應了什麼，只是上了自己的車。這時老師父和弟子也下來，說是要陪我一起去醫院。

車子從巷子裡向著南京東路開出來。馬路對面除了霓虹燈之外，樓上幾戶人家的燈還亮著。我心裡有點沉甸甸地，但也說不上是沉重。相反地，倒像是有點落實的感覺。我心想的是：好，發生的都發生了。現在開始，好好地把小孩子養大吧。然後我拿出電話打回家，今天是在紐西蘭的大兒子邦邦回台的日子，我要他趕回來一起照顧家裡的事。菲姨說他還沒到家。

我把岳母叫醒，短短地說了幾句。岳母也像上次一樣，沒說什麼，只說：「那我過去吧。」然後，我又打了個電話給Q，簡短地說了一下。

才打完兩個電話，車子已經彎進K醫院了。

我下車的時候，J已經送進急救室。

我匆匆地填了一個表格，進了急救室看他們忙碌地在進行急救。一位護士說，「先生，你在這裡也幫不上忙，還是在外面等好了。」我就把輪椅滑了出去。

師父和弟子坐在等候的椅子上。大家都不發一言。這天晚上，整個急診處只有我們一個案子。天花板的日光燈亮得青白青白的。我坐在那裡，只能看到一段距離之外，醫生護士們在布幕內的腳部。

第一次吐舌頭

然後，突然，我聽到了一個聲音在問：「妳叫什麼名字？」

然後，我又聽到另一個微弱的聲音回答：「J。」

「妳家住哪裡？」

「仁愛路。」

我趕快趕了過去。布幕後面，J躺在那裡，但是已經恢復了意識。她看到我，問我，「我這在哪裡呀？」

我說：「醫院啊。」

她說，「爲什麼在醫院？我想回家。」

這時岳母到了，Q和他兩位弟子也趕來了。大家看她恢復過意識，都鬆了口氣。醫生則找我到一旁，跟我說，看過我給他們的簡歷，他們這裡處理不了這個案子，一定要找大的醫學中心。

說話的工夫，J又出狀況了。她突然伸出舌頭來，舌頭越伸越長，眼睛越瞪越大，最後整個厚厚的舌根都露了出來，眼睛則又像剛才那樣一眨一眨。我從不知道人的舌根有這麼厚，一般吐舌頭怎麼吐也不會這樣。

我們又在大聲叫她，她又是只在眨眼睛，別無其他反應。Q叫她放鬆，岳母叫她深呼吸，都沒有任何作用。醫生量她的血氧，則是九十六、七，沒有問題。

只是過了一會兒之後，舌頭又縮回去，她又恢復了清醒。

我回頭去料理她轉院的事，掙扎了幾秒鐘，跟醫生說T醫院。我想想還是老著臉皮，再去找謝小姐，看她能不能幫忙。於是我打電話過去。已經快一點鐘了，她的電話還開著，眞不知道是否根本就是開著電話等我。

她說許大夫和她第二天都要出國，但她會幫我安排。

在我忙這些事情的當兒，J剛才那吐舌頭的情況，又發作了兩次。都是厚厚的舌根都吐了出來，十分嚇人。眼睛，則無法反應，而只能規律地一眨一眨。兩次又都是過了一陣子之後，就又恢復正常。醫生他們說也不明白是怎麼回事。只是發作三次之後，我們比較習慣了。

接著救護車來了，我們換醫院。師父他們回去。岳母坐救護車一起走，Q他們則搭我的車。

於是，我們又回了T醫院。又進了急診處。又進了那個重症看護區。J重新插上了這個那個的儀器。一切好像都回歸了原點。

又吐了一次舌頭

我和Q在討論剛才發生的事情。我們都擔心那吐舌頭是怎麼回事。Q說幾個可能，一個是她心底的某種恐懼的反映。但是，他很嚴肅地跟我說，「也不能排除魔擾的可能。」他是佛門中人，因此沒有用「撞邪」、「卡陰」這種說法，而是「魔擾」。然而，在我的直覺中，倒覺得是反映她心底某種恐懼更爲可能。最主要的，是我想有佛菩薩在保佑她，怎麼可能遭到魔擾？

我們的談話，被醫生來提供一些資料給中斷，也岔開了。剛才驗血糖，她的血糖值只有四十二。所以應該是低血糖昏迷。醫生問了我她昏迷了有多久，說是擔心腦部會受損，明天要再斷層掃描。聽了這些，我倒鬆了口氣。吐舌頭可能是低血糖昏迷狀態下發生的反應。而腦部受損，只要J人沒事，這也算不上是大事。原來J住院的時候，因爲注射類固醇而血糖太高，還需要注射胰島素來平衡，出院後完全沒想到停用類固醇之後，一下子盪到另一個極端，竟然又變成血糖過低。這眞是沒有醫療知識的人搞出來的大烏龍。

不久，Q他們看情況都穩定下來，時間也很晚了，就都回去。岳母陪我坐了兩個小時，因爲今天要上早班，所以也離開了。重症看護區的病房裡，就又只剩我和J兩個人。我看看她精神很好，又好笑又好氣，就說：「J，妳怎麼這樣嚇我啊！妳這樣沒事來嚇我，我可不管妳了。今天開始，我就要恢復正常上班，不管妳了。」

我這麼說，倒不是什麼氣話。純粹是心情的反映。一方面我眞有覺得她是在嚇我；另一方面反正佛菩薩會保護她。所以我眞打算該上班就上班，該怎麼就怎麼，該來醫院看她再來看她就好了。

J沒說什麼。突然，她連舌根都吐出來的情況又發作了。回T醫院之後這是第一次，所以醫生護士又來忙亂了一陣。但仍然查不出原由。她這次血糖值已經是二百多，不再是低血糖。原先認爲是低血糖昏迷造成的現象不再成立。魔擾的可能，因爲低血糖昏迷而造成腦部受損的可能，又浮上我心頭。我看看她躺在那裡，想到如果腦部受損而成爲植物人，我也接受，那就好好陪她。但是如果出院了她一下子突然這樣發作，眞的來不及治療那可怎麼辦？或者，她是因爲不想我離開她去上班，對我剛才講的話而抗議所以才又有這個反應？我的心情沉下來，沒法像剛才那麼輕鬆。

我再打電話回家。邦邦在半夜回到了家，剛睡了一兩個小時。我要他趕快到醫院來陪我。不久，一個滿頭亂髮，穿著一條破牛仔褲的年輕人出現在病房裡。邦邦回來，讓我心裡十分溫暖。我簡略地說明了一下經過，他聽著嗯嗯地回應著。我這個大兒子雖然一向不讓感情外露，但是我知道他的心意。他沒有任何驚訝、意外的神情，也沒有任何不耐煩的表情，就當起J的臨時看護了。

這樣，一個漫長，黑暗的夜，終於過去。只是外面的天色還是陰的。

夜半女人的笑聲

早上醫生安排了照腦部斷層掃描。照完了之後，很快就知道腦部並沒有受損。

我們轉到急診處。急診處人滿。每個位子都有病人和病人的家屬。還有更差的情況是要躺到一些顯然原來並不是床位的地方。我們的位子還很好，正好在醫護站的旁邊。一大堆人擠在一起，雖然也有點擔心大家交叉傳染，不過也顧不上了。

想到J的腦部沒有受損，一來放了心，二來也不由得把J吐舌頭的情況和其他的可能聯想在一起。是不是她記憶深處的什麼影響？這個記憶深處的影響又是怎麼來的？我和Q又通了電話，問他魔擾的可能。他聽了狀況，說是會修法，並且要我再繼續注意。另外，他覺得昨天去排氣是不對的。他說排氣雖然會把壞氣排出去，但是也會把好氣排出去。而J現在的情況，是氣不足，應該是需要補氣。排氣把好壞氣一古腦兒排出去，難怪她會身體越來越不好。

我們在急診處住了兩天。

急診處的醫生說，J有可能是膽囊發炎。我們只要是聽到醫生可能找到病源，當

1 0 5 5 0

台北市南京東路四段25號10樓之1

網路與書股份有限公司台灣分公司　收

廣　告　回　信
台灣北區郵政管理局登記證
北台字第15343號

地址：

市　鄉／鎮　路　段　巷　弄　號　樓

縣　市／區　街

（請寫郵遞區號）

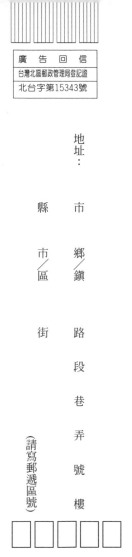

Net and Books 網路與書 **讀者服務卡**

謝謝您購買本書！

如果您願意收到網路與書最新書訊及特惠電子報：

- 請直接上網路與書網站 www.netandbooks.com 加入會員，免去郵寄的麻煩！
- 如果您不方便上網，請填寫下表，亦可不定期收到網路與書書訊及特價優惠！
  請郵寄或傳真 +886-2-2545-2951。
- 如果您已是網路與書會員，除了變更會員資料外，即不需回函。
- 讀者服務專線：0800-322220；email: help@netandbooks.com

姓名：______________________ **性別**：□男 □女

出生日期：_____年_____月_____日 **聯絡電話**：______________

E-mail：______________________________

您所購買的書名：______________________________

從何處得知本書：1.□書店 2.□網路 3.□網路與書電子報 4.□報紙 5.□雜誌 6.□電視 7.□他人推薦 8.□廣播 9.□其他

您對本書的評價：
(請填代號 1.非常滿意 2.滿意 3.普通 4.不滿意 5.非常不滿意)
書名______ 內容______ 封面設計______ 版面編排______ 紙張質感______

對我們的建議：______________________________

____

____

____

然都高興得不得了。只是很快就又洩氣。膽囊裡雖然有結石，但是膽囊壁厚，和發炎沒有關係。

J一直覺得她的腹部不舒服，就提出要求，希望能檢查一下婦科。醫生也安排了，可是，又讓人失望（多奇怪的用詞）的是，也沒有問題。

在急診處的時候，我和J又一起讚嘆了一下佛菩薩的保佑，這一次J能再過關，顯然又是佛菩薩出手。

不過，我也提出了一個疑問，就是出院後會那麼危險，爲什麼當初佛菩薩會同意出院呢。這時J才消除了我這兩天心頭的這個疑惑。

她說：「其實我並沒有問佛菩薩。我只是太想回家了。」簡單地說，她這是「假傳聖旨」吧。

這晚一位朋友熱心幫忙，介紹一位仁波切。我本來婉謝，但拗不過朋友的好意，去見了一面。結束時，仁波切希望我發願捐一座觀世音菩薩像，說他也會修法幫忙。我聽說那是觀世音菩薩像，也就一口答應。

十五C有病房空出來，我們住了進去。住進十五C的病房後，來了一位女醫生，從頭把J的情況問了一遍。然後她說：「所以這次住院是因爲做氣功出了問題？」顯然這次J因爲排氣出了問題的事，已經很有名了。

我想起那位占星學專家，她曾經說過J這次生病有些神祕的背景，就打電話約了她來醫院一見。

占星學專家建議我去另找一位人士談談之後，那天也講了有一次她去歐洲旅行，進一個古堡回來後生重病的故事。她先生爲她禱告，叫那些干擾的力量轉到他身上來，不要害他太太。當天她的病就好，但輪到她先生大病，然後拉了一大泡色彩繽紛的大便之後，就痊癒。

回到病房後，J說了一下她下午感覺到的事情。她在半夢半醒之間，感覺到自己的病床旁邊有一條輸送帶一樣的東西。輸送帶上靜靜地站滿了許多人，這些人都一起看著同一個方向，每個人都沒有面貌，沒有任何聲音，在輸送帶上往前移動。J感覺到有股力量想讓她也站上那個輸送帶一起前行，但她也知道自己絕對不能站上去，所以就一直默唸六字大明咒，直到輸送帶消失。

這兩天醫生說J的鉀離子低，所以點滴裡有補充鉀離子。看護小姐聽J說的經過，插嘴說鉀離子低，不免會看到一些景像，應該多吃一點香蕉。

由於這個病房裡病床旁邊有一張很大的沙發床，所以我就不回家，留在醫院陪J。

到了夜裡，我幫J按摩。按摩完之後，我持〈大悲咒〉。之後，忽然想到，既然占星學專家的先生都可以用禱告的方式轉移自己太太身上的病痛，我沒有理由做不到。所以就在心裡默念：如果J身上眞有冤親債主，那麼請不要找她麻煩。夫妻一體，可以來找我，找我也是一樣的。並且因爲我比較壯，也有修行，不會對他們心生怨懟，大家還可以一起修行，這樣是十分圓滿的解決之道。

我大致默念完了之後，J突然從睡眠中睜開眼睛，問我說：「你有沒有聽到窗外有一個女人在笑？」

時間是半夜一點多，我們的樓層是十五樓，聽到她的問話，我的背脊涼了一下。我說沒有，然後問她：「那她笑得高不高興？」剛才我的禱告應該是有了回應，但是我想搞清楚到底是否爲正面的回應，對方是否眞有意和解，所以這樣問J。

J想了一下，說：「高興。」

我聽了放了心。我想既然高興，那是代表對方眞的同意了和解。

於是我就要J趕快睡覺。然後我也睡了。

我並沒有想到，J說的「高興」，另有意思。日後，她告訴我，其實那該用「得意」來形容比較好，淒厲的得意。

那一個星期六

住進十五C的第二天，是十二月三日，星期六。

早上，天氣很好，甚至有陽光。

J起床後不久，問我：「昨天半夜我有沒有告訴你聽到窗外有女人在笑的事？」

我想那可以確定昨晚她不是在說夢話了，就回答：「有啊。我還問妳她是不是很高興。」

她說：「是很高興。可是，我聽到之後嚇出了一身冷汗。」她停了一下，「不過，出了一身冷汗之後就覺得身體輕了許多，好像可以起床走路了。」

她說完，就要求用輔助器試試。看護拿來了之後，她眞的下床用輔助器試著走了走路。走得很好。我越發相信的確是和解了。走路後，又叫了樓下的洗髮師傅上來洗了頭髮。洗頭髮的時候，師傅發現J頭髮上出現一些白點點，怎麼沖洗也去不掉。

早上護士們來交班的時候，也是先交代「她是做氣功出了問題」。

中午時分，我要邦邦和菲姨帶寶比來。J看到寶比，當然又是一陣激動。寶比也馬上跳上床去和她玩在一起。午餐後，我約了邦邦兩點過來接她們回家，然後我和菲姨與寶比又像上次一樣去新公園玩。

寶比照樣玩那些攀高架等玩得很愉快。快到兩點的時候，天氣轉陰了，太陽不見，風冷起來，我就帶她們回到病房等邦邦。我們玩了一陣子，到了三點鐘，護士進來打藥。

護士說，「我要給妳打第三代抗生素了。」

J說好，然後護士背著我開始在點滴管裡把針筒裡的藥打下。

就在藥才剛打下，還沒完全打完的時候，我聽到J說：「我很不舒服。」接著，她說了一句：「我好像全身血管都有針在扎。」

再接著，她又嚷了一句：「我喘不過氣了。」

護士要她放鬆，要她深呼吸，但是J一直在掙扎，說不行了，不行了。

護士要看護趕快接上氧氣管，然後叫進測血氧機。

一片忙亂中，我看到菲姨和寶比呆立在一旁觀看，就趕快叫他們先下樓到一樓大廳去等邦邦。電光石火間，我腦袋裡想的是：還好寶比沒有被嚇到，沒有哭。

這邊測氧機進來了，血氧濃度有九十二。我剛有點放心，血氧指數降到九十以下。可是不一會兒又上來，到九十以上，恢復到九十二。這時J臉上有汗珠，一直在掙扎，還是說氧氣不夠。護士們拿來了大氧氣罩，換下了氧氣管，但是J還是在掙扎。心跳在一百二十左右。

來了一位男醫師，他看血氧指數在九十二左右，而J卻一直在掙扎的情況，急急地問了一句：「她最近有去過哪裡嗎？」我沒有回答，心裡飛快地想著，這位醫生倒是問了一個有意思的問題。

醫生護士們一直叫J放鬆，教她深呼吸，提醒她血氧指數很高，不必擔心。但是J呼吸困難，喘不過氣的神情絲毫沒有改善。

醫生說話了：「趕快聯絡加護病房。」他轉過頭跟我解釋，「必須到加護病房去，準備插管。」

於是醫生護士們都出去了。突然，病房裡只剩下我和看護，以及J三個人。

J費力地呼吸著。

看護小姐呆坐在那裡。

我打了個電話給邦邦，問他：「你在哪裡？」

「我就在這裡呀。」他說。原來他已經來了一段時間，一直站在我身後不遠處沒有出聲。我趕快叫他下樓帶菲姨和寶比回家，之後再來醫院把東西拿回去等等。

邦邦走了之後，我再回頭看J。她的血氧指數在九十二到九十四之間。呼吸及神色仍然十分困難。最讓人心慌的是，這時我看到她的心跳次數已經到了一百五十多了。

我不知道心臟繼續以這個速度跳動，會不會出問題，趕快叫看護去找一下護士來。

看護走出房門。我聽到她叫了一聲：「護士小姐，麻煩你過來一下好嗎？」然後我聽到遠遠的，一位護士的聲音穿過星期六下午寂靜的走道，帶著一點回音地傳過來：「有什麼事嗎？」

我突然一下子平靜下來。或者說，冷靜下來。

從聽到護士遙遠的那一聲「有什麼事嗎？」的瞬間，我體會到一點：目前的情況，有醫學解釋不了的地方。對我來說，J從幾天前救護車送她到K醫院，再到今天下午發生的情況，這段經過的謎底終於揭曉了。

身爲一個自認爲修行很得力的佛教徒，我從沒有往這個方向想。然而答案一下子就那麼清楚起來。

魔擾。

我沒有害怕的感覺。只覺得方向清楚了，趕快對症下藥。

過了一陣子，醫護人員又來了。他們把J連床帶人推了出去，告訴我新大樓的加護病房沒有床位，要到舊大樓的加護病房。

他們走了之後，我和看護把房間裡的東西都整理好。然後，心裡掃描了一遍有什麼人長於驅魔。想到應該問我們一位作者S老師。S老師爲她的新書，走訪全台灣的各種通靈人已經一年多了，她一定可以推薦我一個人。

我撥了她的手機，不通。於是我又撥給了負責和S老師聯絡的主編同事。主編聽了狀況後，說那一定要去拜託一位L太太幫忙。L太太是他們見過這麼多通靈人之中能力最強的一位。其實，她們兩人前一陣子就私下找L太太請教過如何幫J，以前怕我排斥這些事情，所以沒有告訴我。現在我既然要找人，那一定是要找L太太了。只是現在一時聯絡不上。

我說好，那就麻煩她繼續幫我找。然後我就自己先趕去舊大樓的加護病房。

白血球從六千降到六百

以前我不是沒有來過T醫院的舊樓，尤其是有太陽的時候，陽光灑在那些廊柱之間，光影的線條和古色古香的樓房混合在一起，令人別有情懷。只不過，今天，在這個風雲驟變，天色原就陰暗再加上夜幕又已逐漸降下的星期六傍晚，走進T醫院的舊大樓，則是另一回事了。

週末的此刻，走道上少了人影，多了幢幢陰影。J住院這段時間，天氣濕冷交加，我有一套固定的保暖衣著：排汗衣加毛衣外，再加一件厚厚的黑色連帽大衣，和一條長圍巾。此刻，我扣下大衣的帽子，圍巾也護住半個臉部，仍覺得寒意透衣而入。

我的輪椅從一個走道拐進加護病房通道的時候，更是覺得進入了另一個世界。這個通道的光影更暗，盡頭根本就是一個黑黝黝的無底洞。加護病房就在那個黑洞的旁邊。我不由得聯想起新大樓的加護病房。和這個門口比起來，那個加護病房簡直是一個最美麗的回憶。

邦邦趕來。他來得正好，我把手機交給他，一方面要他在走廊上充電，一方面要他接聽是否有主編打來的電話，然後我就進去了。

進了加護病房之後，右拐走廊，找到J的十二號病床。她還是戴著氧氣罩。氣喘仍然很明顯，但沒剛才那麼厲害。所以也沒有像醫生剛才說要插管的需要。不過我注意到她現在的血壓竟然只有八十五。問醫生，怎麼人好好的，血壓一下子降到這麼低。會不會是內出血？醫生摸摸她肚子，說是軟軟的，如果是內部有大出血，肚子會是硬的。那血壓怎麼會降低得這麼厲害？他也說不出所以然。其他指數，血氧到九十四了，但是J還是說呼吸得很不舒服。心跳現在還是一百二十多，只是看過她跳到一百五十多了之後，我也不覺得這有多嚴重。

這棟舊大樓的加護病房，是一間間原來的屋子改裝。每間屋子裡還都有一台電視。這時電視在轉播縣市長大選的結果，我則連瞄一眼的心思都沒有。護士送來了晚餐便當。J吃不下，我當然也毫無胃口。我看著她，心裡飛快地閃動著一個接一個的念頭，這到底是怎麼回事？接下來到底會發生什麼事？J自己沒有力氣說什麼話，只能把病床斜靠起來，茫然地望著眼前劇烈地喘著氣。是啊，誰能有什麼辦法呢？人都已經進了加護病房，所有的儀器設備都已經接上，血氧指數也正常，她還是不舒服到這個程度，還能怎麼辦呢？

護士說要我先出去，七點鐘的會客時間要到了，那時再進來。

我出去後，主編還是沒打電話來。我和邦邦兩人坐在牆面是白綠兩色夾雜的走道上，慘白的螢光燈照下來，把窗外的夜色對照得更加黑暗。這個區域，一片死寂。只有我們兩個人，在那個黑忽忽的洞口。

坐了一陣，岳母來了。她聽說了情況，沉默著。我們三個人就靜靜地坐在那裡。過了一會兒，有些腳步聲傳過來，七點的會客時間到，一些家屬踩著走廊空洞的回音，也來到加護病房的門口。黑黑的洞口，這是人氣最旺的一刻。

然後七點到了，大家又魚貫進入了加護病房。

我和岳母一起進去，看到J，和剛才的情況大致差不多。血壓仍然很低，仍然原因不明。血氧仍然正常，但是呼吸依然困難。我們問她還有沒有什麼不舒服的地方，她說剛才一直感覺到背在痛，所以岳母就把她稍微扶坐起來，幫她按摩背部。我則幫她按摩雙手。

電視已經在開票了，我的眼角可以感覺到那些票數在閃動，那些電視主持人語調興奮地在說著什麼，但是我心裡只有我的J。不過，這時我的心裡倒很踏實。像是看恐怖片一樣，前面不明所以的情況才最令人提心吊膽，等真正的恐怖角色出場，反而還好。我也有點類似的心情，覺得利空出盡，現在終於確定有魔擾的問題，剩下的只是找到適當的執行者來對決。這段探病時間過去之後，我趕快出去找那一位L太太就是。

七點半到了。

我跟J講，要她放心，我們一定會找出方法的。

她點點頭。

於是我們離開了她的病房。我沒有回頭，不忍心看她一個人留在那個帶著點陰森感覺的病房裡的情景。

出了加護病房，邦邦說主編打來了。我回電話，她告訴我已經聯絡上L太太。L太太在家裡等我，現在就過去。

第五階段：黑暗與光明的形狀

我們三人穿過空蕩蕩的舊大樓，在濃濃的夜色中攔到一輛計程車，出發了。

那天夜裡的氣溫十分低，我坐在車裡，把圍巾圍住了大半個臉，呼氣不斷在眼鏡片上形成霧氣。三個人都沒有說話，只看著外面台北市比較熱鬧的街景逐漸轉入台北縣比較冷清的夜色。在一棟一棟黑黑的樓房之間，色彩最鮮明的，反而是紅綠燈的顏色。綠燈、紅燈、紅燈、綠燈，我呆呆地看著窗外，腦袋裡好像在想著什麼，又好像什麼也沒有想。唯一記住的，是S老師提醒我L太太不會收我的錢，不要付她錢，但是可以送一點水果，並且帶兩瓶礦泉水去給她加持一下，於是車子快到土城的時候，看到一個水果攤，就要邦邦下車去買這些東西。

第一次去，所以花了點時間才找到。

夜裡九點多，那附近大致已經一片漆黑。下了車，找到門牌號，借著他們樓下玻璃門內透出來的燈光按了對講機，讓我有點聯想到《大法師》的經典場景——一個人站在一個透出燈光的房子外面。雖然角色是顛倒的。

L太太家是一間十分普通，也相當典型的台灣公寓住宅。大門內就是一間大客廳，客廳裡放著一張很大的供桌，上有觀世音菩薩的畫像，以及神像。我轉頭往旁看，牆上則掛著一幅很大的〈大悲咒〉。我看到〈大悲咒〉，原先還有點不安的心放了下來。S老師強調過，一定要相信L太太，她的符咒才會有用。現在知道了L太太和我是同樣的信仰系統，要相信她完全沒有問題了。

L太太要我先在供桌前上香，拿出一張黃紙寫下J的姓名住址，然後開始「問事」，要我把經過講一遍。我很摘要地說了一遍。她點點頭，說之前S老師和那位同事就已經說了些情況，她也幫我消解了一些。另外，聽了我幫J禱告轉病之舉，她也警告這種事不可輕試。

我問她如何解決這次冤親債主的事情。

L太太很肯定地搖了搖頭，說：「據我們所知，這並不是什麼冤親債主。這次純粹是卡陰，撞上的。」

她繼續說，「你太太喘不過氣，是因為有人掐住了她的脖子動脈的位置。另外，她現在住進了加護病房的那張床，有一位老太太一直沒有離開。她覺得那張床是她的，現在一直在踢你太太的背。」我想起J剛才一直在嚷背痛，我根本還沒告訴L太太她背痛的事。

她凌空做了幾個手勢，很肯定地說，「我們菩薩已經去化解了，把這兩位都請走了。所以，現在的問題不是這兩個人，而是在於你太太進了加護病房，加護病房裡太多其他人虎視眈眈。」

我一聽，這才體認到J的處境有多險。她在普通病房，被人掐住脖子掐到必須送進加護病房，但是進了加護病房，裡面又有這麼多人等著一撲而上。我的背脊都涼了。

我問L太太那怎麼辦。

L太太說，「加護病房是危險之地，不要久留，一定要趕快想辦法離開。沒有出加護病房之前，我可以給她兩個符，一個貼在胸前，一個放在她的床單底下。這樣就可以給她一個防護罩，保護她在加護病房裡沒有事。可是，重要的還是得趕快出加護病房。」

這樣，L太太畫了兩個符給我，註明了掛在胸前的和貼在床單底下的區別。然後又把我帶來的礦泉水做了加持，註明先後飲用的號碼。我上香禱告了一會兒，就和岳母與邦邦出來了。

計程車趁著夜色，回程比來路快了許多。爲了節省時間，我在車上先把要掛在她胸前的符咒裝好了袋子。快十一點的時候，我們到了舊樓，穿過杳無人跡的大堂，聽著自己的足音迴盪在身旁，急行軍似地趕到了加護病房。我按了門鈴，聽到護士的聲音，就說：「我是病人的家屬，我們拿到一些要給她的符咒和加持水，想送進來給她。」

護士開了門讓我們進去，只說，「那裝好了之後要趕快離開。」

我和岳母進了J的病房。她醒著，正在看電視。電視上已經是藍軍一片慶祝勝利的新聞。我問她還好嗎，她點點頭。

我跟她解釋了一下帶來的東西的作用，別的沒多說，就和岳母一起幫她把胸前和床單下的符咒都安置妥當，把加持水交給護士，然後就走了。

在加護病房門口，剛脫下隔離衣，要出來的時候，一位醫師走了過來。他說，「你是那位病人的家屬嗎？」

我說，「是。」

接下來他說的話，我有那麼一陣子以爲是聽錯了，好不容易才回過神來。

他說，「你太太發生了個非常奇怪的情況。她的白血球數目，從早上的六千多降到六百多。」

這個「六百多」的確是把我給搞矇了。

上次住進加護病房時，J的危急在於白血球高到快四萬的情況，這次再怎麼想，我也想不到會聽說她的白血球可以一下子降低到「六百多」。（事實上，當天J血液指數紊亂的情況遠不止如此。後來我才知道，一種叫作儲鐵蛋白Ferritin的東西，正常指數應該在一百六十以下，在那天驗出來的指數是兩萬一千多。）

在我的震驚中，醫師接著講了些話。大致意思是，白血球這麼急速下降，非常危險，他們已經和血液科一位教授通過電話，討論如何處理。他們懷疑這有兩個可能，一個是得了一種名叫「噬血性」的什麼病，如果要走這條路的治療，他們要採取非常激烈的手段（詳細病名和方法，我不記得了），但是這種手段的風險非常高，萬一有一點點反彈，後果就不堪設想。而另外一條路，則是繼續加大抗生素的劑量，用抗生素來壓制，試試一兩天。我在那「六百多」白血球的震撼中遲遲走不出來，一面聽著他說話，一面也什麼都沒聽進去。我只能點頭，然後離去。離開後，想到應該提醒護士照加持水瓶的編號餵給J喝。

夜色更濃，氣溫更低。天地茫茫，我有點不知何去何從的感覺。第一次體會到鬼與魔的形象與力量。小說與電影中的那些青面獠牙，吐著舌頭的可怕形象，萬不足以形容。我第一次體會到，在加護病房那些滴滴作響的儀器設備的螢幕上，那些看來很科技的指數曲線，在我轉過頭沒有注意的剎那，很可能正以突變的圖像來綻出一個詭異的微笑。

我打電話給Q，說明了一下情況，然後拜託他，說今晚想去他那裡，請他幫忙修個法，並且借他的佛堂打一夜的坐。從血氧到心跳數到血壓到白血球數，現在碰上這麼多科學難以解釋的事情，這是目前我唯一能做的事情。

雨中的祈求

邦邦陪著我，我們兩人又搭著計程車在黑黑的夜色中趕到了新店。

Q幫我做了一個火供。

我看著那個火供容器裡的火光，心裡五味雜陳。想著J，想著我們努力奮鬥了這麼久，曾經因爲佛菩薩的保佑以爲一切已經太平無事，現在卻又碰上這麼奇特的遭遇，現在別無他法，只能一心祈求佛菩薩的保佑了。

Q做著火供，我許了三個願。

火供完了之後，在那個漆黑的天空底下，我整個人空蕩蕩的。我覺得自己只是一粒微塵，不知道在命運的風中將如何飄蕩的微塵。你已經體會到，自己所有的力量都已用盡，或者說，就算還沒用盡，也沒有任何可以使力的地方，你唯一可以使力、著力的，唯一可以依靠的，只有佛菩薩。

我唯一能做的，只能回歸到信仰，以全心全意的力量，祈求觀世音菩薩聽到我的祈請，來幫助我解決這個我已沒法解決，醫院也難以解釋的難題。

我癱在自己的輪椅上，仰著頭，閉著眼，以自己心底的聲音，一句一句地背誦〈大悲咒〉，呼喚大悲觀世音菩薩，把自己筋疲力盡的身心，全心全意地交付給祂。

我的聲音很小很小，很弱很弱，很慢很慢。天地再大，我只剩下這一句句的〈大悲咒〉可以誦持，可以依賴。我祈請觀世音菩薩聽見這裡有一個人在如此呼喚祂。

我仰著頭，閉著眼睛，唸著唸著，突然感覺到一滴涼涼的東西滴到了臉上。然後又是一滴，兩滴。

我聽到有人說下雨了。我沒睜開眼睛，但是寧可相信那是觀世音菩薩聽見了我的祈禱，用祂的甘露水滴了我。

後來我在將近兩點鐘的時候才進屋子，在佛堂他們爲我準備好的位置開始打坐。他們幫我準備得十分周到，從穿的，到喝的，蓋的，都恰到好處。再過了一會兒，所有的人都去就寢，佛堂裡只剩下我一個人。

我的手機二十四小時開著，而手機一直沒有響。現在只要沒有消息就是好消息。我最不需要的，就是醫院通知什麼。

我面對著遠處的佛菩薩和護法，默唸起〈大悲咒〉，一遍一遍。實在太累了，就原地俯身休息一下，然後再坐直，繼續持誦。這天寒流來襲，夜裡不是普通的冷，我想不能讓自己感冒，用毛毯把自己包得嚴嚴密密的。不時睜開眼睛看看手錶，三點，四點，五點地過去了。快要天亮，我累得又再俯身的時候，近乎在半醒半睡之間，我突然聽到了三響聲音。

那個聲音來得十分奇特。有點像是香板，但又不像香板那麼硬脆，很像是一種裡面灌滿了水的氣球，帶著彈性和回音，在什麼東西上敲了三下。我聽到那三聲，突然覺得那應該是很吉利的象徵。

我繼續坐到快十點的時候，才起來和邦邦一起準備去醫院。Q說他等一下再到，讓我先走。我離開的時候，一方面因爲天氣實在太冷，跟他借了件衣服，一方面跟他說我聽到三響聲音，J應該沒事了。

J看到的影像

上了車，我東想西想。等一下看到J到底會是什麼樣子？完好如初？不成人形？雖然佛菩薩已經透過那三響聲音給我了很好的預示，實際到底會是什麼情況？我想到昨天的種種，只覺天地悠悠，自己的渺小，也因而又感受到那麼巨大又不可知的未來。

邦邦一如既往，保持著沉默。昨晚他陪我到半夜就先睡了。我伸手握住邦邦的手，他也緊緊地回握。對感情內斂的他來說，這已經是他情緒莫大的表達了。

我們父子握著手，車子開到了T醫院。

到了加護病房，還沒到開放探診的時間。這裡的門口貼著一張張病床的病人姓名（不完整的），以及一些他們的資料。我看其中大部份都是七、八十歲的老人，五十歲的都很少。J的三十六歲，絕無僅有。我看著她的床號，想到L太太說的那張床上逗留不去的老太太，站在加護病房的門口，感慨萬千。

到了十一點，可以進去了。

今天的天氣不錯，出了太陽。陽光從走廊的窗子曬進來，走廊也明朗起來。轉進J的房間，這間屋子的窗帘也拉開，完全不像昨晚那種陰森森的氣氛。從窗口望出去，外面還有一個小小的綠地。這下子顯得這個小病房別有一番風景。

當然，風景的主角是最重要的。J的氣色比昨天好多了。我握起她的手，問好嗎，她點點頭，說是好多了，應該沒有問題了。我相信是L太太的符咒發揮了作用，還要和她說什麼，醫生進來。

我問他白血球的數目，他說已經上升到一千多，有改善，會繼續用抗生素。但是昨天白血球數目只剩六百多的情況，讓他們十分擔心。雖然他們知道不久前J才做過骨髓穿刺，檢查也沒有問題，但是現在血液系統的指數這麼怪異，他們認爲有需要再做一次骨髓穿刺。

我聽他說得有道理，就說：「好。」

J在一旁則微弱地說了一句：「我不想做。」

我握握她的手，說：「沒關係啦，再做一次也好。」

她搖搖頭，沒再說什麼。

這時醫生說：「那你們考慮一下，手術同意書就放在那裡，你們要做就簽一下。」

我說好，醫生就出去了。

醫生才出去，J突然聲音低促地說道：「我跟你說，佛菩薩說，千萬不能做骨髓穿刺。如果做了，那就會走錯路，我就會眞的病危，救不回來了。」

她講話的這種語調，我在上一個加護病房聽過。我心頭震了一下，就趕快點頭，說好，沒問題，我們不做。我問她，佛菩薩到底是怎麼跟她說的。她說，早在醫生進來說這件事情之前，今天早上她就看到一幅影像。影像是她在簽一張骨髓穿刺同意書，她才剛簽好，風吹過來把同意書飄起來，露出底下另外有一張「病危通知書」。除了這個影像之外，她說同時還有一些聲音傳來。那是一種很多元的訊息感受，她無法解釋得太清楚。

J感受到的四周

這時邦邦出去，換Q進來。Q來，看J恢復這麼好，也十分高興。他還把自己戴的念珠拿來借J掛在床頭，另外送了些佛像夾在佛經裡。Q和我都鼓勵J繼續努力持誦六字大明咒就可以。這樣，我們看一切都沒有問題，探病時間結束，就出來和Q與他兩位弟子一起去吃飯。

午飯後，Q他們回去，我和邦邦又去了T醫院。

兩點鐘探病時間開始，我才進了病房，問她，「六字大明咒唸得還好嗎？」突然發現J一臉緊張，把右手食指豎在嘴上，「噓」了一聲。

我問她怎麼了。

她很小聲很小聲地說，「他們就在四周。一直想靠近過來。」

我一聽，這下子麻煩大了。剛才不該大意，讓Q離開。

J小聲地求我，「拜託你叫他們走開好不好。」她說，她可以感受到很多人想靠近她，甚至想進入她的身體，但是因爲符咒的力量，他們又進不了，所以一直在她身旁徘徊。

午後的房間裡靜靜的，陽光也照在那裡，我環顧除J之外沒有別人的病房，感到一絲絲寒意。

我說好，就東揮一下手，西揮一下手，說，「嘿，你們走開，不要來打擾J。」先讓她安心一點之後，我說再打個電話給Q問他該怎麼辦。

Q講的一番話很有道理。他認爲在加護病房裡逗留的這些人也很可憐，他們無處可去，所以只能待在這裡。有些人認爲對付一些鬼就是要趕他們，消滅他們，但是Q認爲那不是辦法。這裡是他們的家，我們不能來了反而要把他們趕跑。Q的建議是，好好跟他們談。告訴他們我們來只是過客，在這裡待個幾天就要離開，我們不要跟他們作對，希望他們也不要跟我們作對，讓大家先在這個房間裡共處一下。

我照他的建議，很鄭重，很緩慢地對著寂靜的午後病房講了一段話。講完後，我想到一個道理，覺得可以安慰一下J。我跟她說：「其實妳不必因爲感受到他們在四周而害怕。應該爲自己有覺察到他們存在的能力而高興才對。過去妳完全沒有覺察能力，別人對妳的身體進進出出也完全沒有任何感覺。現在妳感受到他們想進來但是又進不來，這是妳自己已經有了警報系統。妳應該爲自己的警報系統啓用而高興才對。何況妳感覺到他們想進來又進不來，那是表示L太太的符咒在發揮作用，所以不用害怕。」

聽我這樣說，J比較安心了，也聽進去了。如此我陪她到探病時間結束，帶著不捨離開，但是看她的神情，應該是可以應付了。

下午回家去休息了一下。菲姨告訴我，寶比這一陣子從來都不哭的，但是不知道怎麼，昨天晚上一直不停地哭鬧，她怎麼哄都沒有用，哄了很久才把他哄睡。我想起寶比連目睹他媽咪呼吸不過來而掙扎的時候都沒哭，昨晚卻大哭大鬧，應該是母子連心，他自己也體會到媽咪遭遇到極危險的情況了吧。我感到一陣凜然。

又一個訊息

七點的時候，我再去看J，這一次，岳母也來了。

我進去問她怎麼樣，J幾乎是帶著笑容說沒有問題了。她已經可以清楚地感受到那個防護罩啓動。她覺得自己十分安全。我聽她這麼說，也鬆了一口氣。接著她跟我說，「現在最重要的是，你要趕快幫我申請搬離加護病房。佛菩薩說要趕快離開這裡。明天就離開。佛菩薩說明天離開加護病房的時候，會出一點狀況，但是叫我放心，祂們會保護我。」

即使是我已經相當習慣也能接受J聽到的各種聲音，也覺得有點不可思議。第一，昨天才情況那麼危急地住進加護病房，明天就又要搬出去？我雖然也想趕快出加護病房，但是並沒有想到就是明天；第二，上次要搬離加護病房等了幾天都沒有普通病房的情景還歷歷在目，這哪是明天想搬就搬得出去的事？

我跟J說了我的顧慮。她說，「病房的事你不用擔心，佛菩薩說你可以保留原來的病房。」我從來沒聽說過病房可以保留的事，就說出去問一下醫生。

我找到了醫生，先問他J的情況明天能不能出加護病房。他看了一下資料，說：「如果明天早上還是這種情況，那就可以出加護病房。」

我問他第二個問題：「我們原來的十五C病房可以保留嗎？」醫生聽了之後，反問了我一句：「你昨天離開的時候，沒有辦保留嗎？」我說不知道這個規定，所以沒有辦。

醫生說，因爲這兩天是週末，可能病房還沒有出去。他幫我打電話問一下十五C之後，告訴我，病房果然還在，不過要正式確認，辦理保留，還得明早親自去辦。

我這樣帶著喜出望外的心情回到了病房。病房裡，J和岳母在愉快地聊著天。J在感嘆佛菩薩力量之偉大、之驚人，說將來出院後要好好修行，並且說要帶著岳母一起修行。岳母說好，一面把一件J常穿的衣服蓋到她的腿上。衣服才蓋到她腿上，J猛然問了一句：「這件衣服是去拜拜過嗎？」

岳母點點頭。

J緊跟著又問：「這是佛教系統的，還是道教系統的？」

岳母說：「都有啦，以後再跟妳說。」

J一聽，急急地說道，「不行不行，趕快拿開，不能道教的，只能佛教的。」

岳母聽她這麼堅持，就把衣服收了起來。

我則跟她說了一下剛才去和醫生談的過程，說病房果然還保留著。然後，我們想了一下佛菩薩說要出加護病房時會有些干擾是什麼意思，要如何小心留意。我能想到的，是從舊大樓到新大樓的路途要經過一些走道，一些地下通道，可能路上會碰到一些什麼意外。不過這些事情也只好到時候再說，反正我會找邦邦跟我一起過來。

這樣，探病時間到，我帶著相當輕鬆的心情和J說了拜拜，離開醫院。剩下的是明天早上再來接她出去。

我決定今天再到Q那裡打坐，一方面感謝佛菩薩，一方面再繼續求祂們的保佑。今天邦邦不陪我去。

到了Q家，他又再點一個光明燈。他說他會持續做一個禮拜。我因爲昨晚幾乎整夜沒睡，所以太累，和衣倒在地板上睡了一會兒。這一睡睡得有點麻煩，一方面我出了一身汗，一方面又被冷風冷到，所以再醒過來，鼻子就不透氣，頭也重重的。我心想這下子不妙。此刻我絕不能生病或感冒，感冒的人是不能進加護病房甚至來醫院探病的。我不能來，那J麻煩大了。我吃了幾粒感冒藥，又休息一會兒，就開始打坐。

由於昨天坐了太久，沒有什麼睡眠，加上感冒的症狀，所以坐得很不順。沒坐一會兒就支撐不住。

今天打坐的狀態太差，大部份時間我只能保持趴著的姿勢。這樣熬到半夜，大約是三點半的時候，我突然又聽到空中響起一聲類似引磬的聲音。聽到那個聲音，我又直覺到這是佛菩薩的訊息，應該是J的事情過關了。這下子我放了心，後半幾乎是用睡的了。

在一個雪花世界裡的翻滾

今天因爲要一早就去十五C保留病房，所以我大早起來，七點四十分就到了醫院，去十五C。

八點多，確定可以了。

呀嗬！

我開心地回了家，洗了個澡，小睡了一下。十點鐘的時候，家裡的電話響了。接過來，是T醫院打來的，說J要在十一點的時候出加護病房，需要家人前去辦理手續等等。這當然完全完全沒有問題。果然一切順利。

我和邦邦趕去了醫院，路上稍微塞了一下車，我是在十一點三分鐘的時候進了加護病房。J前後住了三次加護病房，我每一次都是趕在探視時間開始之前就等在門外，這次是頭一回在探視時間開始了之後才趕到。

今天的天氣也很好，陽光照在走廊上。我和邦邦進了J病房後，她的床位搖起來蠻高的，幾乎靠坐在那裡。

J定定地望著我。

我看她：「怎麼了？」

她問我：「我看起來還好嗎？」

我看看她，說：「還不錯啊，怎麼了？」

她搖搖頭：「昨天晚上差點沒能過關。」

這時我聽到她喘息得非常厲害，咻咻作聲。我嚇了一大跳，問她昨晚不是說防護罩已經啓動了，怎麼還會發生了什麼事。

她勉強地說了一下。原來，昨晚防護罩啓動之後，一切都很好。我們離開之後，也沒有問題，她也就等今早離開加護病房。但是過了一會兒之後，她忽然感覺到防護罩破了。又有力量壓迫過來，她又開始無法呼吸。她按了叫人鈴，但很快就失去了意識，或者說，意識轉換到另一個空間。那個空間很像是電視訊號沒有了之後的那種雪花狀雜訊的世界。她自己沒有了形體，也成了那片雪花世界中的一部份，不過是三D的立體形。然後她就覺得自己在這個空間裡不停地翻滾，好像有一個力量一直要把她翻滾著拉到外太空去。她直覺到絕對不能就這樣被拉出去，出去了就再也回不來了。她一直在掙扎想要回來，但總是回不來，那個翻滾的力量非常巨大，她掙扎到最後筋疲力竭，只剩下強烈的不甘：都已經奮鬥到這個地步，怎麼還會功虧一簣？但就在這個時刻，突然不知從哪裡來的一股極爲強大的力量，憑空把她猛力一拉，她一下子跌坐回去，恢復了意識，發現自己又回到加護病房的床位上，四周都是盯著她看的護士。跌坐回來後，她就一直劇烈地氣喘到現在。

我聽得心都揪起來，不知道等一下還會出什麼事。她喘成這個樣子，會不會等一下醫生又不讓她出加護病房了呢？去問醫生，他說只等推床的阿姨來，但是現在人手不足，還要等一下。

我不知道阿姨還要多久才來，這下子看著時鐘成了一個最大的折磨。等的工夫，J想到一件事，要我找一位護士。這位護士昨天照顧J照顧得十分細心周到。J說那個護士不論是幫她洗澡，處理她的事情，都極為溫柔，又十分耐煩，讓她在那麼難受的情況下，覺得自己又像是有了一點活著的感覺。她要我去找這位護士特別謝謝她。我找到了她，但是她十分謙虛地一直說不敢當。

這樣，等到十一點二十分左右，終於，阿姨來了。終於我們可以出加護病房了。我特別提醒陪同的護士和那位阿姨，等一會兒到十五C之後，我們要把加護病房床上一張符咒取下來，所以請她們一定要等我來處理這件事。

護士和阿姨在前面推著J的病床，我和邦邦緊緊地跟在後面。今天是星期一了，舊大樓這邊的走道上也到處都是人，加上陽光明朗，但是我們一直緊記著佛菩薩說出加護病房的時候會有些干擾，所以全神戒備，一路緊張地觀察會不會有什麼意外。沒有。

一路很順利地，我們到了新大樓這一邊。緊張的情況只發生了一次，就是J她們的病床推進一個電梯之後，我發現電梯的空間根本再容不下我的輪椅。所以我和邦邦必須另搭一台。這樣中間有一段短短的時間J的病床脫離了我們的視線之外。雖然那幾分鐘也是令人心跳不已，畢竟沒有發生什麼事。不一會兒，我們就緊跟在她們之後，進了十五C的病房。

進了病房，大家幫忙，把J從加護病房的病床挪動到房間裡的床上。我說要注意，我們要拿床單下的符咒。護士看J挪開後，床單上面有一張佛像，就說是這一張嗎。我說不是，是放在床單底下的一張。於是她們把床單掀了開來。這一掀，嚇了我一大跳。眼前所見，讓我全身寒毛豎立。在L太太給我們的那一個透明袋裡裝的黃紙符之外，不知從哪兒來了一個紅袋子壓在上面。紅袋口，也露出了一個黃紙端。我拿起來，抽出來一看，也是一個符樣的咒，並且像是道士做法的那種樣式。這個紅袋子從哪裡來的？裡面的符又是怎麼回事？起的是什麼作用？我直覺這有問題，L太太的符咒失靈，J昨晚的防護罩破掉，應該與這個憑空多出來的紅袋裡的符有關聯。

許許多多問題飛快地在我腦中閃動著。但第一個問題要先解決。我打電話給L太太，告訴她情況，後來就拿開另外放著。

我直覺這和岳母有關係。但是她在上班，電話打不通。J也覺得如此。只是我們都想不通她到底是什麼時候塞進床單底下的。

過了幾個小時，岳母的電話接通了。那個紅袋子果然是她昨天晚上放的。她去拿J的衣服拜拜後，也求了一個符。昨晚她把衣服放在J腿上之前，先已經把那個符塞進了J的床單底下。只是我們兩個人都沒有看到。

事情至此已經眞相大白。昨晚J是衣服一蓋到腿上，立刻聞到一種奇怪的香味，所以她才追問是什麼系統拜拜的。但是塞在床單底下的，則沒有發現。而這個和L太太不同的符也加進了防護罩內之後，反而給防護罩戳破了一個罩門。因此後來J感到防護罩破了一個洞，並且自己怎麼努力想回來都回不來。

十五C另外一位住院醫師來，和上次那位女醫生不同。現在由他負責。護士們進來，有一位說要練習深呼吸，不要緊張。住院醫師說了一遍J血液指數非常奇怪，紊亂，他請教了一位教授說有必要再做一次骨髓穿刺，而許大夫也同意了。

我不好一下子就拒絕，說我們再考慮一下。過了一會兒，剛回國的謝小姐來了。她已經了解情況。我沒法跟她說太多，只能說J又聽到聲音。

謝小姐沒有直接反駁我什麼，只說那先看看一陣子的情況，如果情況眞的一直變好，各種指數都改善，那就有理由不做。但相反地，如果沒有改善，那也不能不考慮得做。我聽這個說法合情合理，就說好。

J氣喘咻咻，她自己很擔心是不是肺積水的問題，可是醫生說不像。但是說明天再照一下X光。

我決定先在醫院住一段時間，陪J。今天是第一個晚上，尤其重要。我全神戒備地注意她氣咻咻的呼吸。她很早就睡了，一夜無事。我的感冒也有點昏沉，就不停地喝水，補充了些維生素。

第六階段：一個聲音與答案

L太太符咒的作用，讓我大開眼界。因爲其他符咒加入，不同的法力之間產生矛盾，結果卻產生抵消作用，造成符咒失靈，則更是匪夷所思。過去只在小說或電影裡看過類似的情節，今天卻發生在自己身上，似眞又幻。

而J在離開舊大樓加護病房前一天晚上，聽到那個聲音說是第二天離開加護病房的時候，會有一些干擾，但是祂們會保護，現在也終於明白是怎麼回事了。

那些干擾不是我們原先以爲的，將發生在新舊大樓之間的通道上的什麼事，而是符咒的防護罩將會有破洞的這件事情。

我們誠心誠意地相信，這個宇宙間，另有一個超越一切力量之上的存在，聆聽了我們的禱告，慈悲地垂憫了我們。

我們讚嘆佛菩薩，也決定要繼續跟隨佛菩薩的指引前進。

J看到的另一個影像，簽下骨髓穿刺同意書之後，風吹過露出一張病危通知書的訊息，我們一定要放在心上。

到十二月二十四日出院，我們在十五C又住了二十天院。

這二十天裡，J的身體一路好轉。

隨著她的體力一點點恢復，呼吸不過來的問題，再沒出現了。

有一天J打了一個噴嚏，又擤了一下鼻子，排出好大一塊鼻屎出來。鼻屎出來後，她氣咻咻的呼吸現象立刻改善了。原來是這一塊東西擋著在作怪。

白血球數目低落的問題，打白血球生長素後逐漸回復了正常。血紅素和血小板低，也由輸血漿等改善回來。（只是有好幾天J對輸液極為敏感。從打點滴的抗生素，到輸血漿，到晚上打白血球生長素，都讓她有全身灼熱之感。她要相當集中精神地熬到輸液結束後，才能恢復正常。）

J的發燒情況好了一陣後，又燒起來，但是這次很幸運地發現是身上的針管用了太久，出現黴菌，所以可以對症下藥。同時，由於J仍然感到胃部不適，在她體力比較恢復後，去照了一直沒照的胃鏡，發現胃部和十二指腸都有發炎現象。之後，發燒和胃部不適的問題，就改善而沒再出現。

J的睡眠也越來越好，可以整夜不醒，一覺到天亮。我曾經體會到休息是需要體力的，這次也體會到，睡眠也是需要體力的。上次剛從加護病房出來，有四天晚上無法入睡，鄰床的干擾之外，應該另有原因。

許大夫和謝小姐幾次來探視，看到J已經可以下床走動，還經常熱水泡腳，看著電視享受她的零嘴，都感到很高興。

在這次住院之前，我和許大夫其實有過一面之緣。許大夫長期推動肝臟的保護，我們一位作者是參與義工，所以在那位作者的新書發表會上見過。

我要感謝許大夫的，除了他那次建議W大夫當天先把J送進加護病房，渡過最險的一關，並且在J住進T醫院之後的盡心照顧之外，他和他的助理謝小姐，一直以最大的包容來聆聽一個中年男人諸多奇特的囉嗦，也是不能不提的。許大夫和謝小姐，一方面堅持了他們在醫學與科學上應有的堅持，另一方面又沒有對我們許多奇特的說法嗤之以鼻，是我們得以渡過許多險礁的關鍵。

許大夫幾次見我，都安慰我說「安心，安心」。一開始，我不太懂他爲什麼說「安心」而不是「放心」，後來有一天明白了。眞有道理。他無法保證什麼讓你放心，但他提醒你先把心安下來。家屬的心沒法安下來，只會天下大亂。

許大夫那種前輩醫師的風範，啓發了我很多。

同一時間，家裡也有些變動。

一是菲姨的簽證到期，她必須回去一趟。前一陣子完全交付給她和岳母照顧寶比的工作，有一些要落到我的頭上。

寶比是個很乖的孩子。之前，當他媽咪剛住院不久那段時間，有一天早上醒來，寶比過來找我玩。

他笑咪咪地問我：「你晚上睡不好，是因爲你緊張嗎？」

我心想，你怎麼知道我睡不好，但還是回答：「是啊。那你呢？」

寶比煞有介事地回答：「我不緊張啊。」

我問他：「爲什麼呢？」

「因爲我是醫生啊。」他回答。滿一歲抓週的時候，他抓了溫度計，之後就一直嚷著說要當醫生。

那之後，他的媽咪住院這段時間，寶比一直保持異於他年齡表現的鎮定。現在輪到我代替菲姨來照顧他，我終於又賺到了可以陪他一起睡覺的權利。

我也找人來看看家裡的風水，計畫把家裡大整理，大搬動一遍，等J回來的時候，可以住得舒適。

按照建議，我們把女主人位置和原先堆放許多書籍的一個地方對調。結果在清理那些書箱的時候，發現有三箱書被白蟻蛀了，蛀成三個大白蟻窩。三個大白蟻窩把箱子蛀得很徹底，所以放在黑袋子裡拿起來反而相當輕，有種很詭異的感覺。這麼想的時候，驀然記起最早在Z醫院住院的時候，我們唱的那首英文兒歌：黑黑的房子和屋子裡，有一間黑黑的衣櫥和盒子。在黑黑的盒子裡，有一個黑黑的鬼。這就更覺毛骨悚然。

我打電話給命理高手，跟他說發現白蟻窩的事。他一聽就說，「這就是了。我就說你家裡一定有什麼東西爛掉、壞掉，要找出來丟掉。」他說白蟻本來就主骨骼和血液的問題，特別提醒要注意骨骼。我又告訴J這件事，一面說一面觀察她的神情。我才剛說完，她「哦」了一聲，放了個好大好大的屁。

第二天，醫院發現J的針管上有黴菌，之後J就再沒有燒過了。

前陣子介紹仁波切的朋友打電話來說，仁波切還沒有修法，等我捐了菩薩像，就可以馬上修，然後告訴我一個不算小的金額。我本來想說現在不必，那就算了，但一方面顧慮到對這位朋友不好交代，一方面想到這畢竟是我承諾在先，自己只能認下事前沒有問清金額就答應的責任。

醫師的關切

當然，醫師們並沒有這麼輕鬆。

住院醫師覺得最大的問題，是找不出病因，只能用廣效的抗生素不停地打，有點像是跟空氣作戰。這是他們很有挫折感的地方。可是好消息是，照理說燒了這麼久，人會出問題，連走了都可能，但是J的精神卻很好，人的狀態也越來越好。這讓我們想起半杯水的題目。到底是要感嘆少了半杯水，還是高興仍然剩半杯水，端看你怎麼看。說她精神雖然很好，但是一直找不出發燒原因，是一種觀點。說她雖然找不出發燒原因，但是精神還很好，又是一種觀點。我跟J說，我們要用後一種觀點來看待。

另一件事，我們則和醫師溝通了很久。

J剛出舊大樓加護病房時，住院醫師希望我們再做一次骨髓穿刺。雖然之前已經做過一次骨髓穿刺，也沒發現問題，但是照醫生的判斷，J在舊大樓加護病房時候的血液指數太古怪，因此想再做一次。當時的治療有兩條路可以走，一條是走免疫系統，一條是血液系統。但是免疫系統的醫師看了那些指數後，主張一定要先確定不是血液系統的問題之後，他們才能著手。而要確認到底是不是血液系統的問題，只能再做一次骨髓穿刺。

我們因為有那個影像的提醒，心底堅持不做，但是表面不便硬是拒絕，就用各種理由婉卻。像是之前已經做過，而J這次才剛出加護病房，身體還很差，不想馬上再做穿刺手術等。醫生先讓我們再想想看，後來看J的健康情況一路改善得很明顯，也就沒怎麼再提這件事情。

住院這段時間，我都是請同事來T醫院的咖啡廳談公事，解決他們需要我決定的事情。我自己好久沒有進辦公室。這陣子輕鬆一點後，有一天下樓去餐廳吃午飯後，進了旁邊的書店。逛了一圈，到排行榜書目前面，突然注意到有兩本自己公司的書。我做出版這麼多年，從沒有把追求排行榜放在心上，但是那一刻在書店看到這兩本在J住院時還沒出版的書上了暢銷榜，突然覺得自己像是一個被囚禁起來的將軍，信步斗室，卻看到同袍從遠方傳來的捷報。心潮澎湃好一陣子。

十二月二十四日

我們是在耶誕夜那天出院的。

J的各種指數都明顯改善，可以出院追蹤了。

出院那天早上，又發生一件事情。

那是個星期六，有陽光的一天。

早上起來把J安頓好，我要去公司開一個董事會。從上次J生病後，這個會就一直延後至今。我想等會開完，中午左右回來，應該就可以辦出院的手續。

我們董事會是十點開的，開到差不多十一點多的時候，突然手機震動，看護小姐打來。

我出去接電話，看護跟我說，剛才醫生來過，不知道說了什麼之後，J就哭起來。她要我打個電話給J。

我打過去，看護小姐接了之後，說J講她很累，不想講電話。我心裡想這下子可眞不妙，再嚴重的情況，J從沒有難過到不接我電話的地步。堅持之後，J倒也接了。我問她怎麼回事。她哭哭啼啼地說，早上住院醫師和另外一位醫師一起過來，說是又發現了什麼，可能出不了院了。我安慰她不要緊，等我去了再說。

去了後，我沒進病房，先去找住院醫生。可是大出意料之外地，他說今天的指數都還好，如果我們眞的要出院，他也同意。

然後，我們一起去看J，他解釋了早上的事情。他說，就在今天早上，他們從三個星期前培養的血液裡，發現了免疫系統一種抗體的活動。

一如他之前所說，J的治療，可能有兩個路子，一個是免疫系統的，一個血液系統的。但是要走免疫系統的路子，必須先確認血液系統沒有問題。而過去由於J一直不同意先做骨髓穿刺，所以血液系統的問題沒有釐清之前，沒法走免疫系統的路子。現在既然已經找到明確的免疫系統有問題的證據，如果今天要出院，未來門診就可以去檢查免疫系統。

J早上沒聽清楚，以爲是又發現問題，要繼續留在醫院裡，所以難過得哭起來。

如此眞是皆大歡喜。這樣，我們辦了出院。

曬著太陽走出醫院的心情，和上一次在那個陰暗的下午出院的時候，又不可同日而語。

出院後，我們先去Q那裡，禮拜了佛菩薩。J的虛弱這時可以看得出來，她坐到椅子上之後，再起來的時候就很吃力。

五點鐘，我們去了L太太那裡。S老師和主編同事也專程趕到。他們非常熱心，又一起去我家，再給了一些起居空間調動的建議。

從第一次G醫院的門診開始，加上後來住院，我們長達五十八天的歷程告一段落。

我們慶幸，終於等到了免疫系統問題的證據。

我不知道，另一道更深沉的試煉，即將開始。

第二個四十天
與第三個十天

2006年9月之前

進入二〇〇六年，我的工作忙碌了一陣。

二月份先是台北國際書展的舉行。比起前一年，有許多改善與進步。

我經營的公司裡，除了持續有一些暢銷書之外，住院期間編的一本書，也登上了誠品藝術類書排行榜的第一名。

因爲推動台北書展基金會的工作，我除了成爲《中國時報》開卷版的年度人物之外，也被金石堂書店選爲年度風雲人物。

不知道我這段經過的人，只看到我的「風光」。

知道我這段經過的人，說我「幸運」。

我自己，則只有「疲倦」。

像是在風浪滔天的海上長泳了五十八天，身體上的疲倦是不用說的。

每天都要睡很久，仍然有睡不夠的倦意。過去維持的早起習慣，完全被打亂。每天都要吃很多，體重從醫院期間掉了三公斤的狀況補回來不說，還額外又增加了三公斤。

心底的疲倦，由於一些不斷「徘徊」的思緒，更嚴重。

到底發生了什麼事，那些事情到底要如何解釋，一個個疑問不停地在我腦中閃動著。

又會再三咀嚼一些自己的行爲，重新體會自己的愚蠢，也仔細思考在那個時間點上還有哪些可能。

然而，這些都比不上一些反覆襲上心頭的場景，突然就讓你一身冷汗。J出院後，才發現她對大部份的過程，都沒有記憶。然而這個過程的每一分每一秒，我都能倒帶出來。不想倒帶，也會跳帶出來。猛然想到走到那一步，原來就眞的要永遠和她別離了，你一下子就要大叫起來。

我們眞的是從生死關頭前走了一趟回來。

所以又會想到，曾經有那麼多人，並沒有我們這麼幸運，在自己或他人犯下的種種錯誤中，並沒有走得回來。

又會想到，現在還有那麼多人，仍然繼續在那裡掙扎。

又會想到，還有那麼多人，可能自己正一步一步走上越來越危險的境地，卻毫無覺察。

一個個念頭不斷地嚷著：你應該把你經歷的，你看到的，你體會到的，寫下來。你是個可以寫的人，你是個出版人，你要！

又有一個個念頭細聲細語地勸阻：你有你自己的路要走，你有你的工作要做，事情過去了，你就重新踏上原來的路程吧。不要浪費時間，寫任何東西都改變不了任何事情。不要擾亂別人對你的印象，這不是你要做的事情。

推推拉拉的力量，不斷消耗我的心力。

不寫書，我又曾經想以投入公益事業的心情，做些改善醫病關係的工作，譬如醫療改革。

我打聽到有一個醫療疏失受害者家屬聯誼會，想去參加他們的聚會，看看能做些什麼事。但又打了退堂鼓。即使在想像中看到那些家屬，我也懷疑自己這麼幸運的人有什麼資格去安慰他們什麼。何況，我自己的心情還在澎湃洶湧，完全不知道是否禁受得起和其他激動、嘶喊的心混合到一起。

在各種徘徊與掙扎中，我決定自己閉門七天，打一個自助禪七，讓紛雜的心緒恢復清靜。

禪七打到第五天下午，我還是破關而出，決定要寫一本書。於是開始寫這本書的第一稿。

五月底之前

另一方面，J回家之後，除了開始幾天被整天纏住他媽咪的寶比傳染感冒，體溫有點起伏之外，一路正常。

一月二日，我們去看謝大夫的門診。

謝大夫就是去年我們出院那天早上，來看J的自體免疫問題的醫師。謝大夫說是在J的血液裡發現有SSA抗體活動的跡象，所以從自體免疫的問題上開始治療。吃了兩個星期的藥回診，這次又有兩個指數大幅下降，只比正常指數略高。謝大夫說，給藥的方向對了，再吃一個月。

二、三、四月門診，所有的指數都恢復正常。謝大夫開的一些類固醇藥開始減量，預期再半年左右可以全部停藥。

除了這些醫學上的指標數值的改善之外，J身體與精神上的進步，就更明顯。剛出院的時候，她從一張椅子上起身都很吃力，之後，體力逐漸恢復到正常人的狀態。起居習慣做了些調整，每天都會帶寶比出去活動。

中間二月與三月之間，一度頭髮掉得很凶，四月份開始重新長出新的頭髮，四月末的時候，大致已經恢復。

現在住的這個地方，經過幾方的建議調整後，大家的意見都是說可堪暫住，一年之內沒那麼大要搬的急迫性。因而我們在還算滿輕鬆的心情下四處看房子，看看這裡，挑挑那裡。過了一段時間沒有結果，也沒有很在意。

四月中旬，看J恢復的情況那麼好，我乾脆帶她和寶比去北京住了將近一個月。讓她徹底換個環境，調整一下心情。我一方面去多體會一些大陸的出版市場，一方面也可以稍微離開日常工作的牽絆，集中精神來寫這本書。

我第一次去北京是一九八九年的事。之後這麼多年，每年去幾次，但總是最多一個星期，從沒有一次住這麼久的經驗。

J則是從沒去過大陸。我很高興她第一次去就滿適應的。每天她都花幾個小時在戶外活動，或是逛街等，運動量足夠。她的胃口也很好。北京的各式料理，包括羊肉串，她都很享受。大館子，路邊攤，吃得很盡興。

白天，我用半天時間來處理和公司相關的工作，另外的時間，則用來陪J，並且努力寫我要寫的書。

春天的北京，讓我們放鬆了心情，休息了一陣。

第二次住院

我們在五月中旬回到台北。

到五月底J再住進醫院之前，有兩個星期的時間，可以分爲兩段敘述。

第一個星期，我把這本書的初稿給一些人看，請教了一些意見。

贊成和反對出版的人都有。反對的理由，主要有三點。

第一，某些醫院和人的確有問題，但是，我的敘事方式裡，憤怒的情緒太多，批評太多，對整體醫護系統並不公平。

第二，我沒有講清「宗教信仰」與「靈療」的不同。

第三，這只是一段特殊的經歷，離奇的故事。也由於特殊與離奇，看不出對一般讀者的意義與參考價值。

我決定接受反對的意見，擱下稿子不出。

然後，我們進入第二個星期。

第二個星期開始的一天晚上，家裡飛進好多好多飛蛾，接著飛蛾的屍體鋪了一大片地板。同時，菲姨在邦邦房間找出一塊石頭，石頭上又有許多白蟻。

看到白蟻又出現，我警覺到許多人說這個房子經過調整後，短期內可堪居住，另找房子不妨從長計議的說法並不可靠。於是跟J說，趕快找除蟲公司來大清理一次，同時，要趕快找房子搬家。接下來幾天，我們就忙著再找房子。

但是從星期二開始，J的背上又出現一些紅斑。先是有點癢而已，因爲還不到謝大夫門診的時候，所以我們去看了一位T醫院皮膚科的醫師。他認爲是蕁痲疹，過一陣就好。

紅斑都是晚上出現。一天夜裡，J到癢痛難忍的地步，我持〈大悲咒〉幫她按摩，紅斑褪了一些。第二天早上，很神奇地全部消失，整個背部光潔如玉。於是我每晚幫她持咒按摩，可是接下來，夜裡紅斑面積越來越大，褪得也沒有那麼乾淨。但大體上維持著夜裡出現，早上消失的規律。她的喉嚨也痛起來，呼吸感到困難。白天雖然好一些，但是她的體力越來越差，已經無法再陪我出去看房子。

我們心底的警鐘越來越響，終於不得不打電話給謝大夫。他告訴我到發燒之前，還可以再看看。下一步如果體溫到三十八度，就要送急診了。

這樣，當五月二十八日早上醒來，發現J的體溫已經高過三十八度，而她全身疼痛到連坐也坐不起來的時候，我叫了一一九，聽著救護車在窗外的雨聲中一路鳴笛而來。

J顫聲說了一句：「我好怕。」

我跟她說：「不要怕。我們已經很有經驗了。並且佛菩薩會保佑你的。」

我們這樣又進了T醫院的急診處。

完全一樣又完全不一樣的情景

你有過那樣的經驗吧，某些過去發生的事情，似乎一模一樣地再次上演一遍——英語和法語中的*déjà vu*。

去年那兩個月混合著陰冷與雨水的種種場景，幾乎原封不動地重演。那麼多熟悉的感受，一下子重回心頭。

又是紅斑。

又是發燒。

又是不停的雨。

又是急診室的那些儀器與人。

連家門外的路口，都有人又在挖路施工。

我提醒自己，不會的，不會的，還是不同的，起碼，氣溫暖和得多。

而我的心底，當然已經意識到，這次要面對的情況，其實和上次是大不相同的。

第一次出院後，有一陣子，我曾經以爲以後的人生路途，可以相當平穩地前進。醫護上，我們找到可以信賴的資源。佛學的信仰上，本來就有許多支持。碰上神祕難解的問題，可以找L太太和其他的命理、占星學等專家。

五月底J一住院，我立刻發現自己的天眞。上一次的資源，這次都無法使用了。

首先，是L太太。

從北京回來後，我發現和L太太之間有了些狀況。我隱約意識到事涉大家各自對宗教信仰的解釋，所以在彼此溝通清楚之前，許多夜裡看J的背上紅斑起伏，幾度想打電話請教，但都作罷。J住院後，有個機會和她通電話，就彼此的觀點溝通過，覺得有討論下去的基礎後，我才告訴她J的事。L太太說這一次沒有外擾，只能好好倚靠現有的醫護體系。在我認識L太太的那段時間，她不像許多人包山包海地無所不能，做不到的事情會明講。

再來，是Q。

上次另一位幫助極大的Q，這一次我也沒怎麼麻煩他。開始是因爲他又出國，找不到。等到他再回國，我已經認清自己這一次的功課就是要獨自面對，所以也沒再怎麼麻煩他。

至於那兩位命理與占星學專家，我在頭兩天打過一兩次電話，他們都預告了拖延的時間會很長，會反覆。占星學專家，去年就說J今年會再有兩次健康上的問題，我本來特別想聽聽她的看法。她在並不知道J已經住院的狀況下，說J最近健康惡化的時間，和實際發生的時間正好吻合。她又說，J的病到七月份才會到最惡劣的情況，這讓我心頭大震。現在才五月底，已經如此，七月還得了。我決定以後不再打電話給她。徒亂方寸，乾脆不問了。

三個策略

在開始講第二次住院經過之前，我想先說明一下什麼是「自體免疫」（Autoimmunity）。這對接下來了解謝大夫的出場，及他的治療策略與方法，可以有些基本了解。

我們先說「免疫」系統。

免疫系統，是我們身體裡的國防系統。當體外有病菌入侵，或是自己體內的細胞有病變時，就像外面有強寇侵入，或者家裡出現叛亂。免疫系統，也就是國防系統，就要啓動機制，派遣正規的免疫細胞去消滅敵人。敵人太強，正規軍不足的時候，就要徵兵，活化一些原先不活動的免疫細胞來共同作戰。

正常的免疫系統作業，是當敵人消滅之後，所有被徵兵而來的免疫細胞就要解甲歸田，一切交還給正規軍接手。然而，「自體免疫」的問題是，徵兵而來的免疫細胞出了問題。

出問題的情況有二。第一，有些徵兵的神智不清，不和敵人作戰，而只會攻擊其他免疫細胞或其他正常的器官。第二，有些徵兵在敵人消滅之後，不肯回歸平民，繼續擁兵自重，成了軍閥，形成內戰。

自體免疫的病人，由於國防系統的不正常，所以一旦有外來感染的時候，很容易任其橫行，烽火四起。這時治療起來，也特別麻煩。

醫生要先判斷，戰爭的起因，是外敵入侵還是內戰。還要判斷，烽火四起的戰場上，現在到底哪些是外敵在肆虐，哪些是內戰在荼毒。

在西醫的系統裡，對付外敵，消滅外來感染，醫生主要用抗生素；對付內戰，設法讓軍閥解除武裝，則要使用類固醇和其他免疫調節藥。

所以，醫生如何判斷戰爭起因，抓準方向，再把抗生素與類固醇等的使用順序掌握住，是很重要的事。

J第二次住院四十天，可分六個星期來看。

從第一個星期開始，我就定了三個策略。隨著時間過去，也越來越堅定了這三個策略的執行。

第一，我們越來越覺得，謝大夫是一位可以信賴的醫師，所以決心不要重蹈第一次住院的病急亂投醫的覆轍，把一切治療交到可以信賴的醫師手中。

第二，我決心把所有心靈的倚託，都放到〈大悲咒〉的持誦，以及六祖註解《金剛經》的一些偈語上。不假任何外求。

我一向堅持佛教信仰的核心精神在「依法不依人」，自己也以不倚賴任何師父爲信念。連師父都不倚賴了，更何況是別人。我有可以呼喚、讚嘆觀世音菩薩的〈大悲咒〉，有可以不斷調整自己心念的《金剛經》，這就是我的「法」，我唯一也最終的倚靠。

第三，上次住院，大驚小怪地驚擾了太多人。這次既然決心在黑暗中只相信醫師，只相信自己的宗教信仰，因此不須也不必打擾同事與朋友。我決定儘量不讓別人知道J再次住院這件事情，每天都維持早上去公司，下午回醫院的生活規律。除了一二例外，連公司的同事也不驚動。

以下，是這六個星期的經歷。

第一週：又是反覆的燒

這一週，幾乎一直下雨。

把J送進醫院的當天，我想到除蟲的工作還沒做，找了人來清理，結果竟然在床頭一個衣櫥裡又翻出好幾個龐大的白蟻窩。又看到那麼驚心動魄的白蟻窩，我爲沒有及早搬家而極感懊惱。決定無論如何要在最短的時間裡找到房子。

各種因素的影響之下，我放棄了向外求援的打算。

我隱約地意識到，這次J住院，其實是對我如何避免重蹈覆轍，不要病急亂投醫的考驗，也是對我「依法不依人」宗教信仰的一場測試。

如果有一天我要把自己的書稿公諸於世，如果有一天我的經驗有給別人參考的意義與價值，我必須親身測試過這些信念的強度與作用。

J上次出院後，一直看謝大夫的門診，這次謝大夫就是她的主治大夫。

謝大夫雖然持續在治J的自體免疫疾病，但是他從這次一住院開始，就判斷應該是另有感染，然後感染又激發了自體免疫疾病的活動。

他問過我們最近去的地方之後，有點懷疑是在北京受了什麼感染。（我們想想去吃過一些路邊攤的飲食後，也相信有這種可能。）然而，目前雖然不知感染的原因，但謝大夫說他的治療策略是，先除感染，然後再來對付自體免疫的問題。換句話說，主要施打抗生素。我們完全同意他的做法。

這一週的治療下來，J的情況很不穩定。有的時候精神很好，可以看書，還要我帶電腦給她使用，但也有反覆發燒，最高燒到三十九點七的時候。發燒中，她有一個感受很特別。

醫生使用的抗生素中，先是發現她對一種過敏，後來又發現對另一種過敏，其中一種甚至造成肌肉痠痛至痙攣的情形，要用肌肉鬆弛劑舒緩。發炎指數與白血球數，有起有伏，但一個星期下來，還是一路升高。星期五那一天，比較好的事情是，找到一種她不會過敏的抗生素。

我看著她情況的變化，大部份的情緒，陷在懊惱中。在發現家裡又出現白蟻後，我要J找除蟲公司大清除，但是接下去她光是忙著找房子，沒有做這件事情。後來我發現更大的白蟻窩，去年的白蟻窩都相形見小時，震驚莫名，不斷地回想如果早一個星期除了蟲，會不會就沒有這些事情了？

我也跟謝大夫說白蟻的事，問他是否可能又是黴菌。謝大夫說有可能，但是在血液培養出證據之前，他不會往這個方向採取行動。

現在住的地方，雖然已經除過蟲，但是我絕不想再回去住。所以這個星期我忙著從過去看過，但沒馬上決定的房子中，選出一個可能。

本週唯一的好消息，是週末我在台北的近郊，看上一棟可以搬家的房子。

第二週：反覆的痠痛

這一週，J的病情出現一些不同的變化。

先是發炎指數與白血球數都降了下來。這是好消息。但是上週改善消失的紅斑，又換到胸前來出現，並且雙手痠痛得舉不起來。

等到紅斑消退，雙手痠痛才好了一天，第二天又輪到雙腿肌肉痠痛，站也站不起來。

這次生病，不像上次那麼緊急，有立即的生命危險，但是紅斑與痠痛這種現象，不停地遊竄。不斷地好了這裡又那裡，好了那裡又這裡。

我被這種反反覆覆的變化搞得有點發毛，有天早上在病房裡，差點大叫了起來：「妳到底是怎麼了？到底是發生了什麼事？到底還要反覆多久呢？」好不容易才按捺了下來，趕快出來去公司上班。

但也就在那次差點就要抓狂的早上，我的收穫特別大。

在去公司的路上，我想通了一點。

我發現，第一次生病、住院，發生那麼多光怪陸離的事，很像是發生一場意外的車禍。車禍來得太猛，太劇烈，所以耗用了我們所有的精神，出院後，以爲車禍過去了，一切都恢復正常，我們又可以過自己的日子。事實不然。這次生病住院，其實是提醒我們，車禍儘管過去了，但是車子本身有許多需要修理的地方，還沒照顧好，還沒翻修好。

對於J來說，這次是要她從更根本處思考如何調整自己的生活與生命，讓身、心、靈達成新的和諧。對於我，也另有功課。上次車禍發生時，是讓我在突如而來的生死關頭體會到對J激動的愛。而這一次，卻是要我從遠較平淡的情境中，沒那麼危急，但是反覆出現的病症中，體會自己對她到底能付出多少愛。

然後，我突然明白了一件事情。

你的心頭一直牽掛著一個人，怎麼會是負擔呢？你能愛著一個人，隨時想著她，掛念著她，不是件很幸福的事嗎？

那一剎那，我也感受到，我可以不爲她的病情心神不寧了。甚至，我不怕失去她了。如果她眞走了，我想念著她，還是可以感覺得到她的存在啊。何況，人生不過幾十年，等我過完這一生，還是可以在其他地方和她重逢啊。

我想，接下來我能撐過，除了佛教信仰之外，那天早上的體會也給了我很多力量。

本週要結束時，發炎指數都幾近正常。謝大夫認爲外來感染的問題應該已經解決，可以停用抗生素，接下來加大類固醇，正式對治自體免疫的疾病本身。

對於J的病情，他認爲淋巴腫瘤的可能不大，因爲那樣的話，發炎指數不會這麼高。謝大夫認爲這次有「成人史迪耳症」的跡象，也是一種自體免疫疾病。

我抱著最大的信心希望J能趕快出院，也希望她出院後不要再回原來的家，而能搬到一個新家居住。所以這一週把要搬家的地方定了下來，實際可以搬進去，大約要一個月，就七月了。

那位占星學專家預測J到七月的健康會最差，我則想起佛教徒對因果關係應有的認識。任何事情發生，都有其原因，但是我們應該努力讓那個原因，不必然一定產生接下來的後果。這才是積極打破宿命論的努力。

我全心全意地祈求佛菩薩，可以幫助我讓J在七月前出院。

第三週：心包膜發炎

上週最後一天晚上開始，J有些胸悶。胸口還間有刺痛的感覺。照肺部X光沒有問題。謝大夫判斷可能是胸部肌肉痛。

進了本週，雖然仍然間歇地痛，但是痛的時候加劇。咳嗽也多了一些，開始留痰。

更麻煩的是，在我們興沖沖的等待下，謝大夫在星期一下午來巡房的時候，還告訴了我們一個不好的消息。改用類固醇之後，發炎指數又高了起來，和他上星期五的判斷與預期完全相反。

這麼說，他認爲原來以爲已經借助抗生素消滅的外來感染並沒有完全消滅，仍然有感染源還沒有解決。這個原因可能是J受到的感染在兩種以上。因此，爲了要繼續消滅尚存的感染，要重新加回抗生素。

只是，已經住院了這麼一陣子了，血液培養等，看不出任何病菌活動的跡象。黴菌也特別檢測了，也沒有。謝大夫說，目前雖然沒有任何證據，但是他懷疑，會有結核菌感染的可能。

「結核菌」的說法很嚇人。謝大夫說先檢查肺部，如果肺部沒有問題，再看肺外結核的可能性。

那天下午到晚上，J的胸痛來得越來越頻繁，越來越激烈。半夜醫師來診，說是心包膜發炎，爲了確保不會有心肌梗塞的問題，所以要住進加護病房。

恍如夢中般，我在凌晨三點多，又把J送進了有那麼多不堪回首記憶的加護病房。然後又晃晃蕩蕩地，一個人回到空空如也的原來病房打包。全世界又只剩下孤獨的你一個人的感受，那時最清晰。在深夜的那個時刻，你無處可去，無人可找，是你自己像個孤魂。只有在你抽出手提電腦，勉強整理一下日記的時候，你才意識到自己還是一個人。

值得慶幸的是，這次J在加護病房住了兩天，就又出來到普通病房。

這段過程說來輕鬆，其實裡面有很驚險的一面。

加護病房裡的醫生，看J的情況一直在反覆，血液培養這麼長的時間又沒任何結果，白血球有兩萬多，肝指數也很高，有人在考慮乾脆停止用藥，讓所有的病情全部爆發出來再看如何對治。我現場聽了不敢反駁，事後趕快打電話給謝大夫，婉轉地問他的看法。謝大夫說他寧可走另一條路，浪費一些時間，一點一點地用藥測試。我這才放了心。

出了加護病房後，J的胸痛仍然間歇發作，發作時只能服用止痛藥。

這時J的肺部已經確認沒有結核菌的感染，謝大夫來，說肝指數很高，非常懷疑是肺外結核。所以下星期一他要做肝臟切片。除非血液中培養出黴菌，否則肝臟切片即使沒有驗出結核菌，他還是要往這個方向下藥治療。

這一陣子，可以感受到整個治療又進入了摸黑的階段。不過，也因爲住院了這麼長一段時間之後，反而對謝大夫有了和門診階段不一樣的認識。

門診的時候，我對謝大夫的印象平平。他的病人很多，每星期一的T醫院分部門診，總是排至少八十多個號。不但經常要忙過中午，有一次很誇張的是，要使用那間診室的下午班要開始了，他的上午班還沒結束，還沒輪到的我們只得移地進行。

這麼忙碌的醫師，每次和你談不了多少。他的頭髮有些灰白，又有些稀疏，因爲一直都是看他戴著口罩，所以不太看得出年紀。我看他每次都光忙著觀察電腦螢幕上的數據的模樣，很懷疑這樣他怎麼了解他的病人。

但是第二次住院這段時間，讓我看到了門診時看不到的一個醫生。

每個星期一到星期五，謝大夫每天早上都會在七點到八點之間來病房巡視，詢問病人的情況。下午時分，還會再來一次。是巡房，巡每一間。我想到他每個星期一早上的忙碌開始之前，原來都來T醫院總部巡過房，再風雨無阻地趕回至少半個小時車程的公館分部去開始他一天的門診，很不好意思。

星期六，他早上也會來一趟。星期天，比較關鍵的時候，他穿著便服也會再來一趟。所以有一天我們才看到他拿下口罩的模樣，發現他還十分年輕。

到今年十月之前，我從沒有給過謝大夫名片，也沒跟他說我是誰，做什麼等等。但任何時候打電話給他，他都十分耐心又和氣。很難得的，是他又十分耐心，會很仔細地解釋他如何判斷病情的發展，準備如何治療，以及爲何如此治療。

在第二次住院的時候，這位醫師不只補強了我對醫護體系的信心，還激起了我對一個理想的醫生的想像。

每天一早，他要固定去病房探視自己住院的病人。然後，下午再去一次，看看有沒有什麼變化。

白天，因爲他的口碑不錯，所以要在不只一處應接許多門診病人。

碰到疑難雜症，他要發揮刑警辦案的精神去細加研究。

爲了長期充電，爲了解各種新出現的藥物、醫療器材的作用，他要研讀各種最新的商業與學術報告——包括期刊與網上。

最最重要的是，在這樣的工作壓力下，理論上，一個理想的醫師沒有休息的權利。他永遠要爲病人的情況而stand by。

總之，由於我們對於謝大夫所產生的信心，他說要如何治療，我們在聽過他的說明後，就完全支持。

第四週：最黑暗的沼澤

這個星期一的凌晨，在持誦〈大悲咒〉之後，我自己聽到一聲清脆的引磬聲而醒來。有點類似上次Q的佛堂裡聽到的那一聲，但這次更接近鐘聲一些。我大喜，認爲是個好消息，跟著就順利了。

但後來不然。

本週，J先做了肝臟切片，一切順利。但是切片結果要幾天才能出來，而在等到結果出來之前，J的心口反覆痛得厲害。

謝醫師決定不等結果，直接用結核菌藥下去治療。

T醫院有醫生不以爲然。

首先，J當時的肝指數高達七百和八百（幸好黃疸指數正常），而結核菌的藥用下去，偏偏是對肝臟不好，可能有肝毒反應。這是毒上加毒，風險很大。

我打電話給謝大夫。他說他知道，會注意。我問他如果這樣也沒有效呢，他回答我：那就表示不是感染，把類固醇加大，全力對治自體免疫的疾病。他回答得很乾脆，但是我腦中不免閃過一個念頭，萬一不是，如果感染仍然存在，豈不形同無藥可用？

這個時候，我們已經又搬進十五C的病房。T醫院十五C的病房，有硬軟體上的兩個特色。硬體上的特點，是房間的寬敞；軟體上的特點，則是可以請各科專業大夫來會診。J的病情，如墜五里霧中，我們曾經很短暫地討論了一下要不要請謝大夫找各科大夫來會診。

但這個討論一下子就中止了。我和J已經完全信任他。爲了不要重蹈覆轍，爲了不擾亂他的專業判斷，我們不主動提出任何請求。

謝大夫的肺外結核藥下去了。

服藥後，到驗血報告出來之前那幾天，是極爲漫長的等待。

就身體的反應而言，沒有立即很大的改善。J還是要隔一段時間就爲心包膜發炎的疼痛所折磨。

這次J住院，有一點和上次完全不同。病情說來沒上次那麼驚險，但是，比上次的情況遠爲深沉、複雜。上次住院，好像是狂風暴雨的海上歷險，但是你在閃電與轟雷中受到震撼，卻也偶爾從烏雲與暴雨的間隙中，看到燦爛的彩虹在鼓舞。

這次住院卻不同。沒有狂風暴雨，我們也不在海上。我們像是進了一片漆黑的沼澤。這一陣子，J一直想聆聽有沒有什麼訊息給她，然而，沒有任何跡象。黑暗的沼澤中，沒有任何聲息，沒有任何影像，主要就在飄蕩。危機不是不存在，只是存在得更深沉，更無聲無息。

我們只能繼續飄蕩。

結核藥下去之後的第三天，早上台北書展有一個會必須要開。才下車，看護小姐打電話來說，J的體溫又燒到三十八點八。一下子心情非常沉重，好不容易定下心，開完會，立刻趕回醫院去。

回醫院的路上七上八下的，覺得一片混亂，怎麼又發燒了呢？是結核藥下去了也沒有用嗎？那怎麼辦呢？一路想著，本來到進了電梯還沉重得不得了，但是在進病房門口的前一刻，我想到不能在J面前露出不安，於是硬是擠出一個笑容進去，故作輕鬆地上去拍拍她：「怎麼，聽說又發燒嘍？」

不過，很奇怪的是，本來那麼勉強地擠出的一個笑容，後來卻也很自然地眞的成了笑容，一路和她輕鬆地談了下去。那一刻，我才體會到如何在最大的危機中，還可以談笑自若的眞諦。

好的是，那天下午J的燒又退了。只是不知道接下來又會如何。

第四天，驗血報告出來，我們懷著忐忑不安的心情等謝大夫來說明。他那天下午進來的時候，J剛睡午覺起來。

在百葉窗拉下來，有點昏暗的房間裡，謝大夫先是沒什麼表情地說：「白血球指數下來到一萬二千多，兩項肝指數也從七百和八百分別降到一百左右。」接著很鬆了一口氣地笑了。

肝臟切片還是沒有結果，但是看出一些很罕見的現象，就是肝臟裡有白血球吞噬白血球的現象。通常這種現象都發生在組織裡，並且在骨髓裡。發生在肝臟裡很罕見。

然而，有個問題是，發炎指數不降反升。這是一個很大的陰影，令人放不下心。

這個週末之前，我去辦公室發現桌子上有兩本書，是一位完全不認識的先生寄來的。是一個突然開竅，擁有超自然能力的人的著作。我翻閱一下，心中不禁一動，不知這是否沼澤中傳來的某種訊息。

但我既然一切「依法不依人」而前行，就必須先弄清楚他的說法，是否和我的信仰相符。我回去仔細看了書，看到一些佛法對靈魂不會有那樣解釋與主張的地方，就放棄了。

我們已經靠著對佛菩薩的信仰，千辛萬苦地走到這裡，在自己的信仰上，不能有任何妥協的餘地。就算這個沼澤眞的要呑沒我們，佛菩薩一定有祂們的道理。更何況我們能撐到這個地步，本來就要感激佛菩薩。

後來，在電視上看到一部電影《接觸未來》（*Contact*）。其中有一個人說：「我怎麼可能生活在一個不相信有上帝存在的世界裡」，深有所感。這是基督信仰厲害之處。佛教徒都該好好學習。對我而言，當然更要說：「我怎麼可能讓自己生活在一個不相信有佛菩薩存在的世界裡？」或者說，「我怎麼可能讓自己因爲在黑暗中沒有聽到任何訊息，就猶疑於不確定佛菩薩是否會眷顧我，而心慌意亂，而不敢前進？」

第五週：進進退退

接下來的問題是，發炎指數略降，但又不動。而J的心包膜發炎現象，仍然存在。體溫，也在全力密切觀察中，偶爾升高一些，總讓人提心吊膽。謝大夫說再看兩天。

六月二十六日那天是個關鍵。

當天凌晨，我碰上了一個問題。那天我一面持誦〈大悲咒〉，一面幫她按摩，正連自己都甚覺舒暢之際，J突然說了一句：「很不舒服，越來越痛。」掙扎著推開我的手。

我幾乎像是上一次聽到她說呼吸不過來了的感覺。鬆手放開後，心頭一陣慌亂到極點。爲什麼聽到引磬聲後這麼多天，仍然沒有見到光明？J的情況沒有大幅改善？〈大悲咒〉是我一切信仰的根本，現在連〈大悲咒〉都不管用了，這下子怎麼辦？

我坐在那裡，額頭都有點汗水了。

但接著想起我幾年前寫過的一篇文章。那篇文章的題目叫作〈信心不是幫你從黑暗走向光明的〉。

那篇文章裡，有這樣一段文字：

我覺得，與其說信心是幫我們從黑暗走向光明，不如說信心是幫我們從一個黑暗走進另一個更深的黑暗。

是的，如果以爲靠著信心一路走下去，就可以逐漸看到周圍逐漸明亮，那麼，其實我們所需要的並不是信心，充其量，只是時間。

只有當我們從一個黑暗走進另一個更深的黑暗，從伸手不見五指的黑暗走進連時間都要靜止的黑暗時，我們才體會得到信心這盞手邊唯一的小燈，是我們全部的指引。

我們放棄這盞小燈是否帶引我們看到光亮的預期；是否聽見鳥語的揣測；是否聞到花香的想像。

我們也放棄燈暈之外黑暗無邊無盡的壓力；一步之隔是否萬丈懸崖的緊張；踏錯腳步就會粉身碎骨的恐懼。

我們只是一步步跟著這盞小燈前進，甚至不見得是前進。

佛法對我而言，就是那盞小燈。回想著自己寫的這段文字，我的心先是定了下來，後來又想到：宇宙裡，有光明就有黑暗，同樣地，有黑暗就必定有光明。如果你眞的感受到黑暗的壓力，那你該相信，光明也就在黑暗的背後。

這段時間，我雖然一直以持誦〈大悲咒〉與六祖註《金剛經》的口訣來面臨各種情況，雖然以「依法不依人」自許，但是直到那天早上的經歷與體會之後，我才眞正相信，自己可以不再懼怕黑暗。

那天下午，謝大夫來，說就看明天的驗血報告了。他自己微笑一下說，「都快被打敗了。」我說，不會不會，我們對你很有信心。

第二天的驗血報告，十分振奮人心。發炎指數明顯下降。白血球及其他指數也明顯下降，肝指數更分別下降到一個二十幾，一個四十幾，恢復正常。謝大夫認爲外來的感染問題終於解決，現在開始可以全力對治自體免疫的疾病本身了。

不但看得出謝大夫開心，連在電梯裡碰見那一位原先不贊成用結核藥的住院醫師，都說這實在是太奇特的情況。由於肝臟切片的結果，仍然驗不出任何結核菌的跡象，所以這一次用藥用得很特別。不過，好消息是，起碼治療有效。

我們終於在無盡的沼澤中飄蕩之後，見到了曙光。

第六週：重見光明

這個星期，所有的指數繼續改善。

謝大夫讓J在七月四日那天可以請假出院，我們去看了看要搬家的地方。

七月六日中午，我們辦了出院手續。到出院時，所有的血液培養都仍然沒法看出任何感染的跡象，但是謝大夫的策略，畢竟把病人治好了。

J七月健康將陷入最低潮的預言沒有成真，我們可以出院調養了。出院後，我們就搬了家。

檢討起來，我算是一直遵行了這次住院開始時設定的三個策略。

第一，我們做到了完全相信謝大夫。謝大夫也完全展現了一位醫師應有的專業與關懷。治病，像刑警辦案，尤其是J這種始終不知凶手何在的病。

J的心包膜發炎，有三種可能，一種是病菌感染，二是自體免疫，三是淋巴腫瘤。不同的醫師判斷不同的可能，是大不相同的治療方向。謝大夫基於發炎指數之高，先排除淋巴腫瘤的可能，再逐步清除病菌感染，再對治自體免疫，耐心抽絲剝繭，讓我們看到他的耐心與精準。

同時，我認爲，也由於我們當病人及家屬的給了他充分的信任，他得以有條不紊地在重重迷霧中逐步推進，終於找到出路。這次我們算是爲醫病關係立下一個很好的例子，和上次的狀況完全不同。

第二，我貫徹了「依法不依人」的信念，專心持誦〈大悲咒〉與六祖註《金剛經》的口訣。在沒有任何訊息的指引之下，我們得以始終維持鎮定，走出這次一片漆黑的大海，憑藉的，就是手上由這兩個信念形成的一個羅盤。

第三，我確實做到了沒再驚擾同事與朋友。有一次對外說了J住院的例外，是因爲新聞局一個台灣館的標案說明會，我不能無故缺席，不得不請人轉達了一下。四十天的時間裡，我每天固定早上上班，下午回醫院陪J的作息，一直到J出院爲止，這次公司裡只有極少數同事知道這件事。

第三次住院的過程

我們住進新居後兩個月，九月初，J又第三次住院。

就故事性而言，第三次住院只有開頭可說，住院後只有十天就出院，平淡多了。

八月底，我去參加北京書展。

J第二次出院後，我這是第一次出門。路上每天問她情況如何，情況都很好，我也就逐漸放心，專心忙我的工作。

九月三日那天，我從北京出發，過境香港五個小時見人，再搭晚班飛機回台北。早上出發前，我打電話回家，一切平安。

到了香港，一位同事陪我和一位作者見過面後，準備再去和一位好幾年不見的朋友聚個餐，餐後就去機場。

計程車到了餐廳附近下車，同事幫我下車拿輪椅和拐杖，久久不見她過來。我打開車門看看外面，她和司機兩人一臉奇怪的表情站在那裡。

我問她怎麼了。

她說：「拐杖不見了。」

行李廂剛才沒法關牢，司機是用繩子綁住車蓋的。所以她們先是以爲剛才在途中把拐杖甩出了車廂外，但是兩個人又明明記得，剛才在前一個地方上車時，是把拐杖先放進行李廂再放輪椅的，沒道理輪椅沒掉出來，卻是拐杖掉出來。

我說那一定是你們記錯了，拐杖應該是沒放進車廂，還留在剛才上車的地方。

於是我們又趕回原來上車的地方。但是沒有。不在那裡。

剛才一路開回來，我們很仔細地看馬路上有沒有掉落的金屬拐杖，沒看到。再開回那個餐廳，路上再看一遍，還是沒有。

拐杖怎麼憑空消失了？我不怎麼擔心等一會兒怎麼上飛機，而一直在揣摩這個問題。

到底是什麼意思？

我應該不要搭今晚這班飛機嗎？

驀然，一個念頭閃過。難道是J出了事？

我拿起手機打回家。

響了一會兒，J接的。聲音怪怪的。

「我呼吸很痛，又和上次心包膜發炎的情況一樣。」她說。

我說早上不是還好好的。

她說就半個小時前痛起來的。現在她不能再說話，要躺回去休息。

我趕去機場，想提早回來。不過，多年搭乘的航空公司，竟然爲了我的拐杖不見了，說我又一個人旅行，不讓我上飛機。後來用我自己的輪椅上了飛機，坐到了第一排的座位，同一位地勤小姐又來說，因爲我沒有拐杖，不能一個人旅行，很危險，還是要我下飛機，他們會把行李提出來。

我說，你們不是有Sky Chair（機上輪椅），那不就是服務行動不便，又不能使用拐杖的人嗎？何況，因爲我的拐杖不見了，你們就要把我扣留在香港，那我怎麼回台灣去重做拐杖？

地勤小姐說，對不起，沒有辦法，這是公司的規定。

我說，可是那怎麼辦呢？我已經上了飛機，已經坐在這裡了，我是不會再下飛機的。

地勤小姐說，照我們公司的規定，那你要起來示範一下，你在下飛機的時候，確實可以從你的座位自己走到機艙口搭輪椅的地方。

哭笑不得，眞是我這個時候的心情。唯一心裡能想的是，我就不下去了。看你們等一下來幾個人把我這個八十公斤的胖子搬下飛機。我還要躺在地上打滾抗爭。

最後解圍的是，地勤小姐跟對講機裡說了一陣子之後，說她接到指示，可以不做這個示範測試，我可以繼續搭飛機回台北了。

本來，拐杖不見了和J的心痛同時發生，讓我著實緊張了一陣。這一陣折騰，最大的好處是，徹底轉移了我的注意力。等我不必沒有拐杖也得站起來表演行走之後，我就一路閉目養神到台北。

J果然是第二次住院心包膜發炎時候的症狀。沒有發燒，心口一痛起來，從前胸到後背，呼吸極爲急促。我們熬了一夜，第二天早上問謝大夫，他知道J最近的行蹤之後，說先吃止痛藥看看。

我們再熬了一天。到那天半夜，看她止痛藥效的間隔越來越短，痛得越來越厲害，我們又去了T醫院的急診處。

排除了心肌梗塞的可能後，確定這次又是心包膜發炎的症狀。

J這一次沒有出門，也沒有在外面隨便飲食，又是什麼原因呢？基於我們和謝大夫已有的默契，很快就查出了原因。

我們仔細回想這段時間發生了哪些事，想起發病前十天，在一位朋友的建議下，J服用了一些保健食品，如Q10和OP3。

因爲有過服用中藥而導致的問題，我們一直不敢再服用任何謝大夫開的藥之外的任何藥物。連是否可以進補，在問過他說是暫時不要做之後，也沒做。所以當這位也有中醫背景的朋友建議J吃這些東西的時候，我們跟他努力確認過不是藥品，以免有副作用。我自己看這些東西的內容說明，也只是看到一些葡萄子萃取物，紅酒萃取物等等，所以就安心服用。

現在病又發作，我想想覺得還是値得懷疑，就把保健食品拿給謝大夫看。他看過內容說明後，認爲有可能是其中的一些植物萃取物，因爲有多醣體成份而作怪。

謝大夫說，他們做實驗的時候，免疫細胞會在多醣體的刺激下活化起來。所以他認爲這次可能是這種保健食品刺激了自體免疫疾病的發作。如果是這樣，這次的問題就不是因爲外來感染，也就是外敵入侵而引起，主要是內戰。

找出一個治療方向，對症下藥容易，所以J這次十天就出院了。

第二次住院的尾期，有一天我打電話回家的時候，寶比接聽。他在電話那一端聽到是我之後，說：「你白天不回來，晚上不回來，你永遠都不要回來了。」

被他說過這一次之後，J第三次住院，我就每天早晚去醫院陪陪她，白天上班，晚上回家陪寶比。其他不在此贅述。

第三次住院，是三次住院中最平淡無奇的。

但也因此，讓我越來越回到疾病本身的層次，來思考怎麼看待自體免疫的問題。譬如說，第二次住院，多重感染源，卻又完全不明的情況，謝大夫懷疑是我們出門旅遊時所產生的一些影響，當時不是那麼明白。但是由第三次住院及其治療的經過來對照，就比較清楚了。

後來我知道了自體免疫疾病被誘發（醫學上的說法是「驅動」）的一些原因，其中，就一個病人實際的體會而言，我們的確認知到這種疾病多麼容易受到飲食與吸收的東西的刺激而發作。

第三次住院，可以看作是第二次住院的另一個註。

這本書要提醒的第一件事：

你也可能遭遇的兩種疾病

要不要完成這本書？把我們發生的故事，那麼詳細地講出來，對讀者到底有什麼意義？

這些問題讓我徘徊許久。

把住院一百天的過程詳細地說明，我身爲病人家屬所犯的愚蠢的錯誤，所導致自己心愛的人的種種險境，足以爲他人戒。但是這個過程裡我們所做的一些堅持，卻不足以爲他人所參考。

因爲都太極端，也太特殊了。

譬如，第一次住院五十天中，我們堅信J看到的風吹病危通知單的影像，而一路不肯重做骨髓穿刺，結果眞的等到發現自體免疫問題的證據，解開謎團。我們那次太過相信自己所收到的訊息，或說是直覺，對許多人構不成參考，太極端了。

又譬如，第二次住院四十天中，我們一路堅持相信主治醫師謝大夫的一切判斷，儘管在謝大夫幾近無藥可用的最危險階段，我們在醫院裡有可以邀請其他科專家來共同會診的機會，但是卻擔心擾亂謝大夫的判斷而放棄。雖然我們支持謝大夫使用可能有肝毒副作用的肺外結核藥，結果也眞的柳暗花明，但對許多人來說，這步棋可能走得太險，也太極端了。

儘管如此，最後我仍然決定要寫出來，有兩個理由。

第一，這個病情演變的歷程很長，變化出的面貌很多，連醫生都認爲十分複雜。把這個複雜的過程詳細地記錄，公布出來，其本身也許就有一定的意義。

第二，要說清楚這個複雜的故事，才能讓讀者不花我們付出的代價，也能了解我想提醒的兩件事情。

我想提醒的第一件事情，是兩種疾病，你也可能碰得上的疾病。

自體免疫是怎麼回事

自體免疫的疾病是怎麼回事，前面在第二次住院經過中，約略談過。現在我就後來請教謝大夫的說明，希望能更詳細一點地解釋。

我們還是先從「免疫」系統談起。

免疫系統，是我們身體裡的國防系統。當體外有病菌入侵，或是自己體內的細胞有病變時，就像外面有敵人侵入，或者家裡出現叛亂。免疫系統，也就是國防系統，就要啓動，消滅敵人。我們的免疫系統有個啓動的機制，會先刺激體內的激素分泌，調控正常的免疫細胞（相當於調動常備軍）。敵人太強，「賊勢甚盛」的時候，則會活化一些免疫細胞來加入作戰（好比戰時需要徵用國民兵）。然後，等盜賊與敵人消滅了之後，調控的常備軍要歸建，徵用的國民兵則要解甲歸田，自動消失。這是免疫系統的正常運作模式。

今天很多人都知道注意自己免疫力低弱的問題。免疫力低弱，就是國防系統的應變機制有問題，或是常備軍不足，或是徵用國民兵有問題。不只數量有問題，作戰的戰力也不夠強。而今天大家常說的免疫力低弱問題，有：

一、天生的，譬如淋巴球不足。

二、後天的，譬如AIDS。

總之，都是國防系統有問題，所以有敵人來犯時，不足以應戰。

自體免疫，卻是和免疫力低弱形成對比的一種疾病。

所謂自體免疫的疾病，在於出現了一些問題：

一、當免疫系統要活化一些免疫細胞來加入作戰時，活化了一些不該活化的細胞，專門攻擊自己的正常細胞。（好比徵用的國民兵神智不清，敵我不分。）

二、或者，活化的免疫細胞（也就是徵用的國民兵）在外敵或叛亂消滅了之後，不肯解甲歸田，繼續擁兵自重，成了軍閥。軍閥濫用武器，於是連常備軍（也就是正常的免疫細胞），或者平民（也就是一般組織細胞或器官），也要受到它們的攻擊。

三、結果，病人的體內出現兩種免疫細胞，一種是正常的免疫細胞，一種是這些軍閥與神智錯亂型的免疫細胞。

四、一旦形成這種局面，就會出現一種問題。那就是當眞正外敵入侵的時候，正常的免疫細胞防禦能力低弱，無法抗敵。而軍閥型和神智錯亂的免疫細胞則只勇於內鬥，怯於禦外。結果一方面敵人橫行，另一方面又內戰四起，自我相殘。

五、自體免疫的疾病，是個概括的說法。實際上，隨著精神錯亂的免疫細胞分類之不同，軍閥型的免疫細胞分類之不同，還有這些有問題免疫細胞攻擊的常備軍與平民所屬分類之不同，自體免疫問題會出現許多種不同的徵狀，因而也就有許多種不同的病名。「紅斑性狼瘡」、「乾燥症」、「僵直性脊椎炎」等，是大家比較熟悉的病名。

六、總之，自體免疫，藉由臨床表徵及致病機轉，而有各種分類。

七、由於自體免疫經常有碰上陰雨天關節會痠痛的徵狀，所以又名「風濕免疫」。之所以會有關節肌肉症候，是因爲風濕免疫的病人局部循環差。

以J而言，兩次嚴重發病都在陰雨的天氣中，不是沒有原因。而第二次發病時每當夜裡就會有紅斑出現，早上又消失，謝大夫說，那可以解釋爲每到夜晚，病人的體力較差有關係。

爲什麼這個疾病和你可能有關係

自體免疫的疾病在台灣受到注意，是近二、三十年的事。過去，這個疾病當然也存在，但比較少爲人知，往往隱藏在許多其他病症中，分散到其他各科治療。

譬如甲狀腺機能亢進，今天就知道有一部份狀況是和自體免疫有關。但是過去自體免疫治療不發達的時候，就以開刀摘取甲狀腺爲對治。

妊娠毒血，以前都只是當懷孕的併發症來看。但是今天的知識，卻發現有一部分現和自體免疫攻擊胎盤有關，因而造成血壓的上升等。

看過前面的說明，應該知道，自體免疫的疾病，主要是因爲免疫系統意外地活化了一些有問題的免疫細胞。而這有很多可能，譬如：

一、外來病菌的感染。（好比外敵入侵，需要徵兵來禦侮。）

二、組織器官開刀，或是受到破壞。（好比境內發生天災或叛亂，需要徵兵來建設或平亂。）

三、壓力影響神經內分泌，因而再影響到免疫系統（好比指揮系統錯亂，發出錯誤徵兵令）。這裡說的壓力，日常工作上的固然是，連出門旅遊的心情過份激昂也可能是。

因此可以看出，從生病到精神壓力，都可能是造成自體免疫病的起因。

除此之外，照我和謝大夫談話的體會，一般人對免疫能力有些不正常的認識，可能也是一個原因。一般人常常一味強調免疫力強就好，所以要努力補強免疫力。但是往往適得其反。

以J第三次住院而言，她就是使用了一般保健食品，其中植物萃取物的多醣體是問題所在。然而我們日常生活中看到強調以多醣體豐富來加強免疫力的食品與藥材，不知凡幾。靈芝正是其一。所以，對體質易於引發自體免疫問題的人，靈芝、蜂膠、花粉等，可能不但不是使他們健康的東西，反而會使問題火上加油。

自體免疫疾病，很可以說是個「現代病」。

過去，大家對這個病不熟悉，加上資訊不足，還有社會上的負面印象，所以許多人以訛傳訛，自己嚇自己，病急亂投醫，不是造成更多新的問題，就是因而耽誤就醫。由於自體免疫本身就會攻擊自己的器官，如腎臟、胃、關節、心包膜，所以最怕耽誤就醫。等你的器官受損到功能難以挽回時，就來不及了。

近十年來，因爲免疫學的進步，加上大家對這個疾病也逐漸認識，開始有越來越多的人來看自體免疫。近年來，各大醫學中心看這個病的人數一直上升。這個「現代病」你可能沒碰上，但是不能不小心。

如何治療及預防自體免疫的問題

謝大夫跟我說，治療自體免疫最難的，在於這個疾病總是披著一個神祕的面紗，大家因不了解而恐懼，以訛傳訛，反而造成醫院治療的複雜與困難。

我非常同意他的說法。

基於我們自己的經驗，以及請教謝大夫的意見，這些恐懼與問題的來源有下列幾點：

一、不明白自己爲什麼會和這個疾病扯上關係。爲什麼活了這麼久都一直沒有這方面的問題，現在卻說是出了問題？

有一次，我聽到一個在醫院裡工作的人都說，「現在反正查不出原因的病，都歸到自體免疫去了。」連他們都這麼說，一般人會聽到這個病就會怕怕，是難免的。

其實，自體免疫會不會發作，本來就要看驅動的情況，還要看體質，也就是否屬於免疫力易於被驅動活化的體質。此外，即使是同一個人，隨著時間的變化，體質也會發生變化，所以會有這種爲什麼以前都不發作，但是現在卻發作的情況。或是，以前發作了又停了，停了之後又以其他面貌發作的情況。

以J來說，她多年前有過甲狀腺機能亢進的問題，懷孕時又有過妊娠毒血症的問題，很可能都和自體免疫有關。這次，只是間隔幾年後，又以其他面貌出現。

這個疾病會隨時間的過去而「間歇」發作，可以當壞消息看，但也可以當好消息看——表示這個疾病也可能一直不會再發作。

二、大家對治療方式的不了解，尤其是恐懼使用類固醇的危險。

在J接受西醫治療的期間，我也去請教過中醫師和有中醫背景的人，問他們怎麼看待這個病。

在我請教的兩個人當中，都不很承認有自體免疫這個疾病的說法。但兩個人都異口同聲批評西醫使用類固醇治療自體免疫的風險。他們說，類固醇用多了，會壓制免疫能力，對外來感染反而大門洞開，十分危險。

我請教謝大夫，他的回答是這樣的：

人體一天本身就會製造七點五毫克的類固醇，這是人的生理劑量。所以如果類固醇使用一天十毫克以下，相對安全沒有問題。類固醇的使用劑量，在每天二十—三十毫克的時候，是中小劑量，只能用來消炎，止痛。類固醇要每天使用到六十毫克以上，並且加上長時間使用（二到四個星期以上）的條件，才會調整免疫能力，或是壓制免疫能力。

三、四十年前，西醫對應自體免疫沒有對應藥，只能用類固醇，而且一上來就會每天使用六十毫克以上，可能有中醫說的那個問題，所以讓人怕怕。

但現在不會。現在可能初期的時候會用較高的量讓疾病較快緩解，但會輔助以其他免疫調節藥物，還減少類固醇的使用。

事實上，今天西醫用來治療自體免疫的藥種很多，療效也很好，不像過去只有類固醇一種，而且一用就必須用到每天六十毫克以上。

今天如果純粹只用類固醇的話，工具不足，所以要加其他免疫調節藥物。這些藥物的效果是：由於自體免疫的問題在於正常的免疫細胞低弱，而有問題的免疫細胞亢進，所以給的藥要對有問題的免疫細胞和正常免疫細胞分別發生不同的作用，換句話說，也就是可以讓軍閥和神智錯亂的免疫細胞解甲歸田，但是常備軍的作戰能力卻不會因而受損。

因而有些中醫說西醫對付自體免疫只會用類固醇，會讓整體免疫能力下降的說法，並不正確。

所謂其他免疫調節藥物，最強的會用到治療腫瘤的化學藥物。但是和眞正治療腫瘤所用的量比起來，用的量又算少，所以不必擔心。

到出書前一刻爲止，我還沒有來源可以找到中醫到底如何治療這個疾病的正式說明，希望未來再版時能補上。

三、對於這個疾病的復原可能不了解，因而連帶也不注意如何控制，如何預防復發。

如前所述，自體免疫疾病既然可能是間隔發作的，所以經過治療後，有三種可能：

1. 長期服藥，治療。
2. 治療沒有問題後，不須服藥，只須追蹤。
3. 少數可完全康復，連追蹤都不需要。

知道了有這三種可能後，曾經發生過自體免疫問題的人，應該盡量不要給自己的免疫系統不必要的刺激（醫學上的說法就是減少自體免疫的驅動因素）。如前所述，自體免疫的驅動因素有下：

1. 外來病菌的感染。
2. 組織器官開刀，或是受到破壞。
3. 生活壓力影響神經內分泌，因而再影響到免疫系統。

四、誤解一些免疫能力的觀念而產生的問題。

謝大夫認爲今天大家對免疫力低弱的問題，有很強烈的關心，但這種關心有時候可能過猶不及，造成新的問題。免疫力的重點，是要維持免疫能力的一種平衡。因此，要維持健康，不是一味強調免疫力強就好。

所以，謝大夫強調除了注意避免前述驅動因素之外，還得注意的一點是，不要隨便「進補」。他講的「進補」，常見來源是過度純化萃取的保健食品。

這些過度純化萃取的保健食品，常常強調加強免疫力。但是加強免疫力，也就是活化免疫力細胞。在免疫能力需要平衡而不是過份強調高昂的觀念下，一味加強免疫能力的本身，大可商榷。靈芝、蜂膠、花粉等萃取物，自體免疫病人不一定合宜。

同理，食物應該永遠當食物吃。避免特定的東西吃太多。

特定的東西吃太多，會產生類似萃取物的作用。更何況有時候會產生一些反作用。胡蘿蔔和木瓜吃多了，都會維他命A中毒，是很多人知道的。納豆，大家都說是預防血栓的，但是謝大夫說有少數例子卻是吃多了反而產生了血栓。

在這一點上，可以看出中西醫的觀點有相當差異。

前面說過，一位有相當深入研究中醫背景的人告訴我，中醫根本不認爲有「自體免疫」這種問題。而勢必要對治所謂的「自體免疫」，最好還是調整自己的氣血，因而我們在他的推薦下用了美國製造的一些保健食品。

但是像J第三次住院，謝大夫認爲很可能就是因爲服用了這種保健食品。這些萃取物裡面的多醣體，讓原本已經平靜下去的那些有問題的免疫細胞又再度活化。

照西醫的觀點，對有自體免疫問題的人來說，進補所活化的免疫細胞，往往是那些軍閥和神智錯亂型的免疫細胞，或是讓那些原本就仍在活動的軍閥和神智錯亂型免疫細胞拿到更多的武器，更不甘於解甲歸田。總之，你原先希望進補是提供常備軍更充分的武器，但事實上你供應的武器很可能常備軍拿不到，反而被軍閥和神智錯亂的軍警拿走了。謝大夫認爲這是中西醫觀點差別最大的地方。

到出書之前，我沒有機會再和其他有中醫背景的人士再探討過這個問題，希望這一本書能抛磚引玉，有機會再聽聽其他中醫如何看待。

J從第一次出院後，雖然確定了有自體免疫的疾病，但是包括第二次和第三次住院，以及到今天為止，都仍然不確定到底是哪一種自體免疫的疾病。謝大夫說，目前能說的，只是她有一部份「乾燥症」的跡象，還有一部份「成人史迪耳症」的跡象。

因此，有關J的自體免疫疾病，還有一段路要摸索，日後，我們會另外就這個部份的經過和心得，寫一本書，和有興趣與有需要的人分享。

另一種更普及的疾病

除了自體免疫之外，依我們的經歷，還要再提醒大家另一個更普及地潛伏在我們四周，幾乎是人人都會碰上的疾病。

J第一次住院五十天裡，前後轉診三個醫院，住過三次加護病房，種種歷險及複雜的情況，我一直以為很難歸納出一個說法。T醫院診斷證明上的「不明熱，併發全血球指數下降」，我總覺得像是在描述一個「果」，而不是「因」。

要說「因」，我倒覺得自己「病急亂投醫」更恰當一些。但是二〇〇六年五月從北京回來，我找了一位心理醫師談這個過程時，沒想到，他給了我醫學上一個相當正式的說法。

J第一次出院後，我一直想見一個人。G醫院的H大夫。

J大腿上出現那一塊溫熱的紅斑之後，那家醫院一個星期內三易其名，是使得我亂了方寸的一個起源。

那之後很長一段時間，有關H大夫，一直有兩個疑問縈繞在我心頭。

第一個，是「過敏性血管炎」到底是怎麼回事？他爲什麼在看過皮膚切片後，改做了這個判斷？其後當J的病情令Z醫院束手無策的時候，我曾經再三提醒過相關醫師，請他們就我提供的病歷，看看「過敏性血管炎」的可能。但他們一直說不是。其後我們到T醫院，快出院的時候，有一次和住院醫師談起來的時候，也提到這一點，但他也認爲可能不大。然而，到底什麼是「過敏性血管炎」呢？H大夫爲什麼做了這個判斷呢？這個疑問一直在我心頭。

第二個揮之不去的疑問，是H大夫看了皮膚切片，改判是這個聽來相當深奧的

「過敏性血管炎」之後，爲什麼在J仍然發燒，並且肝指數高達一百六十多的情況下，開的只是Z醫院所說的止癢藥和保肝片，就要我們一個星期後來門診？如果眞是「過敏性血管炎」，用這兩種藥來對治就可以嗎？

不只一次，我想自己親自去找他問一下。但是，不堪回首的記憶，讓我難以鼓起勇氣再回G醫院。直到J第一次出院後很久的四月十七日那天，我再度爲J掛了一個號，代她去了。

H大夫對我還有點印象，問我後來J的情況如何。我簡短地說了一下，開門見山地跟他說，今天來，我是想了解他當初是怎麼判斷的「過敏性血管炎」，這個病到底是怎麼回事。我也請他准許我錄音。

H大夫的解釋，以及我們的對談，大致是這樣的：

一、去年十一月四日門診的時候，他看到了上星期J的皮膚切片。從切片判斷，他認爲不像是外來或是自己身體上的細菌感染所造成的。他認爲這是一種身體內部的某種原因所導致，所以他做了「過敏性血管炎」的判斷。

二、當天他要J另外做了一個免疫球蛋白IgE的檢測，要她一個星期後的門診再來看。他找出那個檢測的數據是二四一，而他們醫院的標準是二〇〇，所以他說接下來他會建議J去看過敏免疫科。只是下一個星期J沒有去門診，所以也就不了了之。

後來查出原因了嗎？H大夫問。

我說現在在治療自體免疫。

H大夫指指病歷給我看：「你看，這個時候我就寫有自體免疫問題的可能。」

三、至於他那天開給J的兩種藥，H大夫說，一種是Clarinase，抗組織胺，對治的是皮膚過敏等現象。一種是Silymarin，保護肝臟的藥。

既然他已經判斷是「過敏性血管炎」，爲什麼要開這種治皮膚過敏的抗組織胺呢？我問。

H大夫回答，這可以消除一些不舒服的現象。

既然判斷是「過敏性血管炎」，病人又已經發燒了那麼久，爲什麼不處理發燒的現象？病人很可能沒法再撐一個星期來聽你接下來的判斷啊。我繼續說。

H大夫說，她吃過藥就退燒了啊。

我說，可是燒才剛退，就因爲關節痛，出現紅疹，你們要她停服，所以才來看十一月四日的門診。何況停藥後她又發起燒來。

最後我問H大夫，那天你有告訴病人，她的肝指數高到一六〇多，這個數字不會很高嗎？爲什麼沒有處理呢？

G醫院病歷上的正式寫法是：GOT/GPT指數是一六三／一六九。

H大夫回答我：「所以我才給她開了保肝藥啊。」

那天我們到這裡結束了談話，握過手道別。

其實，那天我還有一個問題沒有問他。

我想問的問題是：「H大夫，醫生的首要信念不就是『視病猶親』嗎？如果你當初讓我們多了解一些情況，多感受到你的一些用心，我們後來的發展，不知會如何？」

醫源性問題

跟我談話的心理醫師，知道了整個過程，又聽我激動地問起這個問題的時候，他跟我說：「其實，你們所遭遇的，是一種Iatrogenic的問題。」

Iatrogenic，由兩個字構成。「Iatro」是拉丁文「醫生」或「醫療」的意思，「genic」是「產生」的意思。Iatrogenic，最早指的就是由於醫生或醫療所造成的問題，現在則譯為「醫源性問題」。

「醫療失誤」，是「醫源性問題」的一種，但不是全部。譬如，醫生的診斷與處方雖然正確，但是如果書寫的字體潦草，造成藥局誤認而開錯藥，造成病人的問題，就也是「醫源性問題」的一種。許多不必要的住院，反而造成二度感染，或是過度的治療造成免疫力改變而產生新的疾病，也是「醫源性問題」。

那位心理醫師告訴我，「當醫療沒法給病人足夠的資訊，讓病人沒有安全感的時候，會讓病人產生一些讓醫療複雜化的身心反應或求醫行為，而這些讓醫療複雜化的行爲，又可能回過頭來成爲一些疾病的起因。」

這種情形，也是「醫源性問題」的一種。

「醫源性問題」，也可以稱之爲「醫源性疾病」（Iatrogenesis）。

我想，J第一次住院五十天經歷的種種，非常符合「醫源性疾病」的定義。

照心理醫師的解釋，她在後半段遭遇的種種問題，諸如血氧濃度正常，但卻呼吸不過來，以及在加護病房裡感受到的壓迫等等，是醫學上稱之爲「譫妄」（delirium）的現象。

譫妄是腦部活動出現問題，對事物或環境的觀察與認知，產生幻覺或錯亂的現象。譫妄和精神疾病不同的是，這種現象是暫時的，可以逆轉修復的。造成譫妄的可能有很多種，包括高燒、毒物反應、嚴重缺水、電解質嚴重不平衡等。

J後來聽到的窗外女人的笑聲，在加護病房感受到的壓力，在醫學上都可以譫妄來解釋。

J之所以會有「譫妄」的現象，源自於她的體能大失，以及全身血液指數與電解質的紊亂。而這些問題又和她之前的大病，尤其是被Z醫院診爲「敗血性休克」，但事實上是腸胃嚴重發炎的那場折騰，脫不了干係。

再往上看，嚴重的腸胃發炎，一方面和Z醫院處理的誤失有關，但根本還是源自於我的病急亂投醫。

我的病急亂投醫，源自於對醫院的不信任。對醫院的不信任，最初的起源，就來自於G醫院的H大夫身上。

然而，多諷刺的是，G醫院的H大夫其實並沒有做什麼誤診。相反地，H大夫早於所有的人看出了自體免疫問題的可能。

今天回頭看看，我不能不佩服H大夫在醫學上的專業。在病徵那麼早的階段，他就看出J有自體免疫的可能，指出「過敏性血管炎」這個病名。（相較於後來J的病情那麼重，我那麼提醒Z醫院的醫師，他們都不認同，有很大的對比。）只可惜，H大夫在病人還在發燒，肝指數也高達一百六十三的情況下，光是給了我們一個「過敏性血管炎」的病名，和抗組織胺與保肝藥，就讓我們一個星期後來再說。

很長一段時間，我總在不停地想：如果，當初H大夫把半年之後給我做的解釋，提前在二〇〇五年十一月四日那一天就說了；如果，那一天他對J的發燒和不舒服狀況多做一些處理或解釋，我們是不是就可以比較安心，知道自己的治療方向，不至於東奔西跑地另尋解救之道，結果卻越解越險？不至於給後來的醫生在治療上增加那麼多複雜的情況，而我們也可以免去後來那麼多不堪的遭遇呢？

如果H大夫在去年十一月初的那一天，可以，或願意多花五分鐘，甚至三分鐘多和他的病人溝通的話。

醫病關係中的結構性問題

自體免疫的問題，雖然越來越多，但還不是那麼普遍。然而醫源性疾病，卻是可能發生在任何一個人身上的。只要你使用醫院，就可能發生在你身上。

說它是台灣今天最危險的疾病，並不為過。

然而，台灣的醫源性疾病之形成，尤其在門診階段所形成的醫源性疾病，有一些結構性的原因。

我光把責任推到H大夫的身上，也不公平。

台灣，由於健保制度的實施，病人使用醫院和醫生的便利，以及本身的保險和社會福利保障，舉世少有。但也正因爲健保的保險與社會福利本質混淆；相對於其他國家，醫療資源可以方便又低廉地取得而被過度耗用，結果形成新的問題。

大陸《南方周末》報在二〇〇六年四月做過一次特別報導，裡面談到台灣民眾由於全民健保的福利，看病上癮，並引用長庚醫院桃園分院副院長蔡熒煌的總結：「愛逛醫院、愛拿藥、愛檢查」，也就是所謂的「三愛」。

和我談話的那位心理醫師，則說醫學界私下會稱之爲「Doctor Shopping」，「消費醫生」。

大家這麼熱愛消費醫生，醫院門庭若市，大排長龍，演變出幾個結果。

一、醫師要看的病人太多，負擔過重。《南方周末》報就驚訝於台灣醫院「五分鐘看一個病人」成爲常態。事實上，三分鐘也不足爲奇。醫師要在如此匆忙之間面對一位病人，要他記住醫護人員應具備的最基本信念「視病猶親」，根本是心有餘而力不足的事情。

二、醫師無法仔細診視病人，出錯難免；說明不足，造成病人誤解難免。種種醫源性的問題會從門診階段就出現，不足為奇。

三、病人對倉卒問診的醫師不滿意，對他們的說明不明白或不信任，容易另外打探、尋覓其他的醫師。如此，更加大「消費醫師」的需求，為「三愛」的熱潮，進一步推波助瀾。

一到三的問題，自己形成一個反覆循環加強的漩渦。

另一方面，由於大家「愛逛醫院、愛拿藥、愛檢查」，給健保系統造成巨大的負擔。健保系統為了減輕這個負擔，只得設法減少對醫院的給付。醫院在拿到越來越少的收入下，為了開源節流，於是，又造成三個可能：

四、使用健保給付的藥品及治療，儘量便宜。便宜，有時候表示的是效果不足，對病人可能產生新的問題。最近爆發的假高血壓藥事件，只是一個例子。

五、節省一些設備的更新或補足，有時候給使用醫院的人造成新的問題。

六、醫院除了節流之外，還要開源，增加收入，於是進一步「醫院市場化」。醫院本身都市場化，當然又不免，或根本就加大病人「消費醫生」的需求。

四、五、六的問題，自己形成另一個循環加強的漩渦，並和第一個漩渦相互激盪，形成另一個更巨大，更難以控制的漩渦。

在這個巨大的漩渦之中，醫生門診負擔之極爲沉重，是難以避免的；醫生只有極短的時間和每位病人溝通，也是難以避免的。由門診階段就產生的醫源性疾病，已經成爲一個日益普遍的問題，結構性日益嚴重的問題。

J第一次住院的經歷，只是一個十分極端的例子。但也很有代表性的例子。

門診階段的不值

醫源性問題，或醫源性疾病，當然不止於門診階段所發生的。但是不論從哪一個角度來看，門診階段如果因爲問診時間短促，對病人說明不足而產生後續的問題，最不值。

以H大夫來說，他沒有做任何誤診。甚至，如前所述，他是在病徵初起的階段，早於其後那麼多醫師，就看出J可能有自體免疫的問題。他只是少了對我們的解釋，少了對一個發燒了一個星期的病人多表達一點關懷。

如果他解釋了，如果他表達了，取得一個病人對醫生應有的信任，我們一個星期後再去看診，又會是什麼情況？

任何問題之解決，都追求越早越好。門診階段的病人，正是病徵初起之時，不論為了理想還是實際需求，醫師都應該在這個階段幫病人多用一點心思。

近年來，台灣許多醫院的病床，一床難求。在過去一年的三分之一時間，一百天時間裡，J也是需要追求那張床的人。但每當想到我們之所以需要如此輾轉，如此折騰，其起源竟在於一個醫生正確但是沒有講清楚的診斷，就覺得諷刺無以復加。

我不太相信我們會是唯一的例子。

只是這種醫源性疾病的嚴重性，今天還沒有受到應有的重視。

護士，也可能和門診階段造成的醫源性疾病有關。

我要先談談住院階段，對護士的體認。

我們三次住院，遇到的護士很多。年輕的，年長的，幹練的，很多。我們見過一位情緒很奇特的住院醫生，但是護士卻沒有。想起護士，想起每天凌晨五點鐘左右，半夢半醒間聽她們拖著醫藥車從走廊上一路過來的聲音，在下筆的此刻都覺得很溫暖。

其中，有一位只相處過兩夜，現在想起來根本記不起面貌的護士，尤其難忘。那是T醫院舊加護病房的一位護士。

J在那個加護病房雖然只待了兩個晚上，但是極其險惡的兩個晚上。也就是醫師為她一天之內白血球就從六千多急降到六百多，諸多難解的跡象而深感棘手的那兩個晚上。

然而就在J泰半昏昏迷迷的狀況中，從身體到心理都在無盡的黑暗之前徘徊的時候，她感受到一位護士來照顧她的時候，特別細心又輕靈。不論是幫助洗澡，還是處理治療，這位護士的接觸都特別溫柔。就在那個生死邊緣翻騰，不知自己能不能撐得下去的當兒，J告訴我，是她感受到那位護士呵護的手感與心意，讓她意識到自己又好像有了一點活著的感覺，可以支持到下次探病時間再見到我的感覺。

我們記得那位護士的名字，不會忘記她。

但是今天的事實是，台灣的護士人手日益不足，醫院裡的護士，工作負擔超負荷。二〇〇六年有一篇報導，裡面有個數據是：美國醫院裡，每個護士平均要照顧的病人是四位，而台灣，每個護士平均要照顧的病人是三十位。

護士要照顧的病人這麼多，在這麼巨大的工作負擔之下，負擔這麼重，出問題的情況難以避免。近年來，也不是沒有看到一些問題嚴重的新聞。我們這一年來運氣很好，住院期間沒有碰上因護士照料而生的問題。但是在門診的時候，卻看到了和護士有關的另外一些問題。

二〇〇六年一月，我們出院看謝大夫的診後，謝大夫開了藥方，臨走時問J有沒有藥物過敏的情況。J說有，謝大夫說，「如果有過敏，那麼那個半顆的藥不要吃。」

我們去領了藥，上車出了T醫院。我看她手上的藥一大包，就問她那個半顆的藥是哪一包。J找了一陣找不到，都是整顆的藥。我們就掉車回去問藥局。藥局那裡說他們也不知道，要我們去問醫師。我們就再去找謝大夫。結果發現，是護士打錯了。把防血栓劑的藥，半顆打成了一顆。如果過敏，連半顆都不該吃的藥，照一顆吃了下去會如何，令我們感到十分不安。

四月去門診那一天，也看到了一個情況。

我們在聽謝大夫解說情況的時候，一位女病人進來打斷我們，問：「這是什麼藥名啊？沒有這種藥吧。」謝大夫看一看，告訴護士，「打錯了。」然後講了一個藥名。

病人出去後，護士再問謝大夫：「是怎麼拼呢？」

謝大夫回答：「是VOL，是VOLtris」。

後來我們出去，看到那位病人還在，很好奇地問她剛才護士到底打成了什麼。她說是打成了「是FOL，FOLtris」。

我又問她：「那妳是怎麼發現不對的呢？」

她仰天大笑兩聲：「我也是護士啊！」

謝大夫是我那麼敬重的一位醫師，門診時候的護士如此經常出狀況，讓我爲他捏一把冷汗。萬一眞的因爲護士疏忽，輸入錯誤而造成不可彌補的問題，那不是讓他對病人的治療所做的努力，都付諸流水？

後來我和另一位醫師談起這件事，他說了今天門診階段和護士有關的另一個情況。

醫師門診的時候，應該有助理醫師和護理人員在場。但是今天因爲護士荒，醫院的需求都沒法滿足，所以門診時候應有的護士，有時候會聘用臨時的「診助」來替代。

我們都知道，醫護一體。不論是「護士」還是「診助」，在門診時候都是和醫師一起工作的團隊。再好的醫師治療，沒有很好的護理配合協助，不但治療效果可能打折扣，有時還會造成新的問題。門診階段，醫護的一體合作之重要，以及今天護士在龐大的工作負擔之下可能出現問題的嚴重性，都是我們在正視醫源性疾病時所不能忽略的。

使用醫院的不當心

我擔心，門診階段可能造成的另一個醫源性疾病，和病人進出醫院的不當心有關。不當心，是「三愛」之外的「一不」。

SARS期間，我們看到的一個實情是，在病毒與病菌如此升級、進化的今天，醫院可能是一個疾病交叉感染，甚至向外播散傳染的中心。時過三年，醫院這個危機絲毫未曾稍減，只是愛逛醫院、愛拿藥、愛檢查的台灣人，卻絲毫沒有放在心上。你會看到這個醫院傳染科的門診處，等著將近二十個人，卻只有兩個人戴口罩。你會看到那個醫院藥局外面一兩百人滿滿地坐在一張接一張的椅子上，戴口罩的人不過三五個。至於門診階段那麼多病人進進出出診療室，每一個人都使用那個門把手，但是對門把手是否沾有前一個人的病菌或病毒，可能造成交叉感染的問題，就更沒有人注意了。

門診階段病人的大意，醫院也有責任。

過境香港機場的時候，會看到每個電梯裡面都貼著一張「Stay Healthy, Stay Alert」（保持健康，保持警覺）的海報。我覺得這兩句標語，道盡今天保持健康之道的精髓，也像一面鏡子似地反映出我們社會的不足。

香港機場每一處電梯的按鈕，外面都貼了一張透明罩膜，上面以顯著的文字註明是每兩個小時消毒一次。香港機場非常大，電梯非常多。每個電梯的每一面按鈕都要每兩小時消毒一次衛生罩膜，眞不是個小工程。但是就香港一個如此國際化，全球各地人士都交叉往返的機場而言，配合著電梯裡面一張張「Stay Healthy, Stay Alert」（保持健康，保持警覺）的海報，這種工程的認眞，令人感受得到。

香港機場不過是因爲有鑑於旅客的人來人往多了，就要做如此周到的各種疾病傳染的防護措施，我們各種病患人來人往也很多的醫院又如何呢？

G醫院的電梯按鈕上，貼著一張小小的警示牌，上寫：「清潔工作人員請勿以手套觸摸按鈕」的字樣。這張警示牌，給人的感受很複雜。一方面，你知道他們在提醒清潔人員要注意這件事情，但一方面，你又要驚訝於如此基本又必須的動作與觀念，爲什麼還需要院方貼警示牌在電梯按鈕上。至於這些按鈕多久又如何消毒，則更不知道了。

如果說我們那麼愛使用醫院，又那麼不認識醫院，是一個很嚴重的問題的話，那麼如何教導大家注意自己的健康，如何遠離被傳染疾病的危險，應該是很重要的工作。醫院應該從自己的環境裡，盡可能地以身作則，提醒大家。

我們後來每次去門診，除了口罩必戴之外，還一定戴一次性使用的手套，以便推門。出醫院時，再脫掉丟棄，洗手離開。

健保沒有崩潰之前要做的事

今天的醫院，有著光明與黑暗的兩面。這本書裡談的兩種疾病，正好可以看出光明與黑暗這兩面不同作用的例子。

以「自體免疫」中的「紅斑性狼瘡」這種疾病來說，十年前還令大家聞之色變，然而今天的醫藥卻讓它百分之九十五都可控制。這種醫療科技的進步，使得醫院是病人寄託倚靠的光明面。

然而，起自於醫院市場化之下，對病人少了一份關懷與溫暖之心的醫源性問題與疾病，卻又讓許許多多病患，以及其家屬，想到醫院就不免感受到一種巨大的陰影，甚至黑暗。

寫這本書的過程裡，我的情緒幾經變化。

我在這本書裡談的醫源性疾病，還只是特別強調一種醫生雖然診斷正確，但因爲對病人說明不足而造成的案例。如果再加上包括診斷錯誤及醫療疏失在內的問題，又會是什麼情況？

最初，那個情緒中有很多憤怒、激動。後來，認清台灣醫病關係在結構性問題中，各自形成各自的漩渦，而各自的漩渦又相互影響，日益擴大、嚴重，是不可避免的事，又深覺無奈。

過去，我和我的家人沒什麼使用醫院的機會，覺得與這些問題關聯不大。但是一旦使用了，你的運氣差了那麼一點點，就發現和這些問題的關聯大極了。

我曾經想把醫院和醫生都指名道姓地講出來。但後來決定不要這樣做的最主要理由，是覺得不足以呈現問題的全貌，也改變不了大局。如此反而激起情緒，減少這些醫院與醫師正視問題，改進自己的機會。所以，這本書裡所有的醫院與醫師，完全採用代號或簡稱。儘管如此對我們要感謝的醫院與醫護人員無法公開表達謝意，並不公平。

我毫不保留地把自己的心路歷程講出來，是讓大家對我們這一段過程，盡可能有比較清楚的了解，以便對我想要表達的意見，有一個理解的基礎。看看我們對醫病關係所形成的那個難以控制的漩渦，可以做些什麼事情。

台灣實施健保的美意，日益快速消耗。醫病之間的問題，以及醫護系統本身的問題，越來越多，越來越大。更不提如果有一天健保虧損到無法承擔，而要解體的時候，我們要如何面對。在那個漩渦還沒嚴重到不可收拾的地步以前，有些事情還是應該能快做一步就快做一步。

整個社會的每一個人都應該把這個問題當作極爲關鍵，又迫在眉睫的一個課題來思考。

不爲別的，爲這件事情下一個影響到的人，可能就是你自己。

ucare icare

在熱愛「消費醫生」的台灣，每一個人都在忙著打聽，哪一個醫生才是好醫生。許多人都說，名醫並不可靠。然而不是名醫，你又去哪裡尋找一位好醫生？

武俠小說裡常說，名劍鈍劍，能殺人的就是好劍。

醫師也是。名醫不名醫，願意對你眞心付出關懷，願意和你說明他的判斷，解釋他的做法的，讓你信任的，就是好醫生。

然而，在目前的現實下，醫師一方面忙碌不堪，越來越難以有時間對病人多一些說明、溝通；另一方面，病人因而產生的緊張與不安，以及往往自以爲是的自力救濟，不但給治療增添許多複雜又負面的因素，也給醫病關係增加了緊張。

病人想要找到「好的醫生」，與醫生想要找到「好的病人」，成了越來越難得相遇的機緣。

想要從制度面上做一些調整來改善這種情況，可能是極為艱鉅的工程。

但如同再好的制度，參予的人的做法不對，也徒勞無功，同理，再有問題的制度，如果參予的每個人可以有些不同的想法或做法，那麼也可能會產生不同的效果。

所以，為了提醒每個人可以從自身開始採取一些行動，我正準備推動一個活動。

我會建立一個網站，名為ucareicare.net。這個網站，是希望從病人的這一邊開始，推廣一個叫作「ucare icare」的活動。

我在樂觀地想，如果每個人去看門診，見醫師的時候，都能佩戴一個標誌，提醒彼此一些事情，是否可能是改變一些事情的開端呢？

因此，早期，參加這個活動，只需要做一件事情，那就是去醫院門診的時候，佩戴一個「ucare icare」的胸章或貼紙。

由於英文的「care」同時有著「照顧」、「治療」、「在乎」的意思，所以佩戴「ucare icare」的胸章或貼紙，含著三個意思：

第一個意思是：You care, I care.「你怎麼治療的，我很在乎。」

我們希望病人佩戴這個標誌的胸章或貼紙，可以提醒每一個醫護人員在門診階段就對病人多付出一些關懷，多問一個問題，多說明一句他們的診斷與治療方向，盡可能減少門診階段醫源性問題的風險。

ucare icare 裡，第二個意思是：I care, You care.「我是個注意自己健康的人，也願意把我的治療付託給你。」

爲了不加重醫護人員不必要的負擔，我們希望每個佩戴這個胸章或貼紙的人，都能提醒自己，自己要先主動負起照顧自己健康的責任。取「自助人助」的意思。

進醫院，戴自己應戴的口罩，戴應戴的手套，是基本的自我提醒。

ucare icare的第三個意思又回到You care, I care. 可以說是：「請你保重，我也保重」。

醫生很辛苦，雖有專業，但責任很大，承受很大的壓力。

而醫生也是人，也會生病。很多醫生，自己的身體比病人還差，卻還要照顧別人，常常看到下午一、二點，還沒吃中飯。

因此ucare icare的第三個意涵，表示我們關懷醫護人員的辛苦，關懷他們的健康，也謝謝他們的照護。

爲了推動這個網站的運作，所以我寫作這本書所得的版稅，將全數捐來使用於這個網站的作業。在二〇〇七年的一月上旬，我會向大家公布這個網站，及ucare icare的活動。

給使用醫院的人的十三個建議

一、永遠追求對自己身體與生命的認識。不要養成倚賴醫院與藥物的習慣。

任何藥物都有副作用，不要因爲健保的福利，就愛檢查，愛服藥。注意自己的健康。養成良好的飲食與生活習慣，學習聆聽自己身體的聲音，是養生的不二法門。

身體與生命都是你自己的事，你不追求對這方面的認識，沒有人能幫你。

二、不要隨便進出醫院。

從免除探病文化做起。醫院是個生與死搏鬥的戰場。醫院裡隱藏四伏的病菌與病毒，就是戰場上潛伏的地雷。

避免踩到地雷的最好方法，就是不隨便進入雷區，不亂逛醫院。

三、平時就注意醫院與醫師的風評，並注意尋找適當的人介紹。

去餐廳，去旅遊，我們都要看那麼多導覽與介紹，何況是關係自己性命的醫院。今天醫療在商業化，如果把去醫院當作一場Shopping，也得平時就要多留意醫院及醫師的風評（相當於閱讀Shopping Guide）。

如果有人可以幫你介紹醫院及醫生，雖然很好，但切莫因此而大意。和醫生親近的關係，不應該抵消一個病患自己應有的警覺。

四、病徵初起的階段，是最關鍵的時刻。要把門診當作最重要的事。

台灣和英美等國家不同的是，由於健保制度負擔絕大部份病痛的治療，加上轉診制度的不發達，因此病人使用醫院沒有區分一般醫院與醫學中心的不同。家庭醫生及醫院家醫科的使用也不普及。這也是病人對醫院產生「三愛」的一個根本原因。

在這種情況下，病人一方面要意識到門診是在病徵初起之時，解決問題，或定下治療方向最關鍵的時刻；但另一方面也必須意識到由於醫護體系的龐大負擔，醫生在龐大的門診人數壓力下，出錯或出問題的情況難免。

因此病人實在不得已要使用醫院的話，必須把門診階段當成最重要的事來看待。你最好對自己的身體與病痛情況有多一點的體會與了解，然後盡最大的努力與醫生爭取交流與討論的機會。這一方面有助於你自己更了解接下來的發展情況，一方面也有助於你建立對這位醫生的了解與信任。

五、勢必要住院，自己要做更深入的了解。

眞正非得住院不可了，你要摒棄一切心情的波動，在最冷靜及最理智的情況下，對自己的身體與疾病的情況進行更深入又完整的了解，並且和醫生有充分的溝通，了解一切狀況後，再做出決定。像當年英特爾（Intel）的前總裁葛洛夫（Andy Grove）知道自己罹患攝護腺癌之後，行動模式就是這樣的。這是知識社會裡，一個讀過書的人應該有的準備。

你必須讓自己保持爲這個世界上最冷靜的人。

六、要聽第二個意見，但是要慎重。

如果是碰上嚴重的狀況，除了你看的醫生，再聽另一個值得信賴的醫學人士的意見，當作對照與比較，多買一層保險，當然是有道理的。但是要慎重。第二個意見，一定要來自於可以相信的，並且有醫學專業背景的人士。

七、親朋好友的建議，不要隨便採納。

每一個人，自己或者親近的家屬生病，都像是一不小心走入了一個滿布地雷的誤區。雷區以外的人，看得緊張，或多或少都在旁提供他們自己曾經如何走出雷區，走出危險的經驗。有人建議先原地不動，有人建議應該往左，有人建議往右，有人建議就地先挖個洞，等等等等。但是，每個人的情況都是不同的，即使是遇上同樣的病，也可能因爲各人體質不同，狀況不同，而有不同的作用，更何況如果不是同樣的病。親朋好友的建議，你可以聽聽各種意見，但是不要隨便採取。

八、小心使用Google來判斷你的健康與疾病。

最近新聞說，由於Google搜尋引擎的方便，今天即使沒有醫學背景的人，上網查尋文件與資料，許多疾病問題都可以掌握。

這件事情需要十分小心。一方面，在今天醫生可以（或願意）給予的說明與資訊經常不足的狀況下，病患使用這些網路上的資訊，往往是僅有的選擇。但是網路上可以查到的很多資訊，往往不完整，只是表面陳述，反而會誤導。不懂醫學，只看表徵，你會找到和你病徵很像的病症。然而，會造成這種病徵的疾病有很多種，你不明白，自以爲是，萬一對醫生的治療不信任，或是產生干擾，會走上很危險的岔路。

九、不要在西醫院裡用中醫。

在大陸，長期有中西醫合併治療的傳統。劉海若的案例，更爲人津津樂道。但是在台灣，由於〈醫師法〉的限制，長期使得中醫無法接近，更遑論進入西醫的臨床治療。所以，如果已經住進了西醫院，不要再暗地另找中醫師來看病。這個時候，中醫師由於沒法了解醫院裡的治療方向、用藥及病人的數據，因此不但可能幫不上忙，還幫倒忙。

J第一次住院，我不明白這個道理，付出慘痛的代價。中醫師和食療師，一個用瀉火的方子，一個用寒性飲食的方子，都沒有注意或考慮到J當時一直有十二指腸潰瘍的問題，以及她使用大量類固醇會產生胃潰瘍的問題，結果造成後來那麼嚴重的狀況。

中西醫合併治療，要有中醫在醫院裡公開而正式參與治療的前提，而不是病患私下找中醫暗地去西醫院裡看病。在台灣，我也聽過許多中醫奏效，解決了西醫無法解決的重病的例子，但都不是在進西醫醫院之前，就是在離開或放棄西醫醫院之後的事。

十、不要亂用偏方，不要亂補，也不要亂吃東西。

在西醫院裡，連訓練有素的中醫都不要隨便應用，更別提親朋好友建議的偏方了。你不知道這些偏方的藥材或食物，到底對自己是否產生副作用。

平時，我們生病都知道不應該亂補，以免補壞了，住進醫院更應該加倍小心。在醫院裡的任何飲食，都應該當作另一種輸液或服藥來看待。不要亂補，也不要隨便吃東西。醫院嚴禁在病房裡自行烹煮食物，是有道理的。

J第三次住院，是因爲吃的保健食品裡的植物萃取物中，有多醣體的作用。靈芝，是多醣體非常豐富的東西，卻是J的服用大忌。所以，再好的東西，也要看每個人適不適合服用。

不論是中藥還是進補，一旦偷用了而覺得不對，必須立即告訴醫生，千萬不要隱瞞。

十一、醫院有可能會給錯藥，所以任何要服用的藥，都得確定內容，以及那是給你的。出院時候拿的藥，也可能給錯。也要特別注意。

種種原因，使得醫院裡經常聽到給錯藥的例子。

所以，住院時不要嫌麻煩，任何一次醫護人員來給你換點滴，給你藥吃，都得照規定一條一條地確定一些事情：這些藥所註明的病人人名，是否的確就是你。開出來的藥名，你是否已經服用過而沒有問題。如果是任何新出現的藥，就一定要問清楚這種藥的作用，又爲什麼要開給你服用。

不要嫌麻煩。這是一個病人住院時的標準作業程序。

出院拿藥時，也要特別注意。

J第二次出院那一天，是星期四。服藥到星期天的時候，我們在聊天中不經意地發現，她出院後服的藥，和住院時服的藥有點不同。她總共要服十一種藥，肺外結核的藥有三種。我們發現，出院後肺外結核的藥只有兩種，少了一種。我打電話問謝大夫是否改了配藥。他說沒有。我打去醫院的護理站，她們說配方上也是三種。我找住院醫師請教那爲什麼給我們的整包藥中會少了一種，她也不知道。

服結核藥是絕不能中斷的，中斷會造成病菌的抗藥性，再服也沒有作用。謝大夫歷經幾無藥可用的風險，才找到對治的藥，結果醫院在出院時不明原因地少給了一種。如此中斷了三天，雖然第二天門診謝大夫給我們加了回去，但是很長一段時間都很不安。

所以，不論門診、住院，還是出院時拿到的任何藥物，都要仔細核對。不要覺得十幾種麻煩，正是因爲很多種，所以更要特別檢查。

十二、出院、轉院一定要取得病歷。

在醫療改進會的網站上有提醒，雖然醫院不無私下竄改病歷的可能，但是你要出院，要轉院的時候，仍然要堅持取得自己的病歷。這是你不論爲了任何目的保護自己，都很重要的一道防線。

在我接觸過的三家醫院中，T醫院最符合法律規定的精神。醫院的病歷科，只要你提出身分或授權證明，就立刻沒有任何干擾地給你所申請的病歷。一切透明又有效率。

G醫院次之。去申請病歷，他們要先徵詢醫師的意見。醫師同意後，才開給你。我申請過兩次，都是隔天就可以拿到。

Z醫院再次之。打電話去問院方，他們說只要掛號，就可以跟醫師申請。等我派司機去了之後，護士說不一定。後來我要司機把電話給那位傳染科主任，問他有什麼問題。他親自問我爲什麼要申請病歷等等原因之後，告訴我要一個星期才能給我。

總之，病歷要注意取得。

十三、不要輕用靈療。

打著醫療招牌的人都可能良莠不齊，打著靈療招牌的人就更難判斷是否坑矇拐騙。一如醫院可能造成醫源性問題，靈療也可能造成靈源性問題——只是棘手的程度更嚴重。所以，不要輕用靈療。

實在需要判斷一個靈療的人是否可信的時候，也許你可以考慮採用看待醫生的角度去判斷。一個存心善良的醫生，不會收費高昂，唯錢是問；不會號稱自己無病不治；不會以自己知道許多而你不知道就高高在上。

還有，即使醫療都有難以解釋的時候，何況靈療。

有人，很精準地說中J第二次住院前的發病時間，但是我們卻在她預測情況最惡劣的月份，恢復出院。

有人，幫我們指點居處許多調整後，說是暫住一年不成問題，但是我們很快就不能不立刻搬家。

有人，在供著佛像的精舍裡幫助調整氣血，但我也在那裡眼看著J陷入險境。

有人，讓我見識到作用快速又精準的咒符，但是也目睹其失靈之時。

我只能說，對於無形的世界，有形的人難以測度。照我的經驗，實在需要一個科學之外的倚賴的話，最好是有一個宗教信仰——「依法不依人」的宗教信仰。我在下一篇會仔細談這一點。

這本書要提醒的第二件事：

有關宗教信仰

我已經提醒讀者應該注意兩種和他們相關的疾病，以及如何使用醫院了。還有什麼實用的，可以給大家參考的建議嗎？

我問J。

她說：「你不能不提對我們最實用的那件事情——對觀世音菩薩的信仰。」

一九八九年的遭遇

到一九八九年之前，我沒有宗教信仰。

基本上，我屬於一個「非無神論」者。雖然沒有宗教信仰，但是我相信這個宇宙冥冥中有個主宰，有些我不知道的力量。我相信：雖然我不了解這些力量，不接觸這些力量，只要我正正當當地做人，這些力量應該會給我適當的回報。因而教堂、寺廟這些地方，都是我極少涉足的。

一九八九年夏天，我身體有一個毛病到了難以忍受的地步。我的腋下和大腿根部，都爲一種濕疹所苦。在炎熱的天氣中，每天只有洗過澡後的一陣子是舒服的，除此之外，只要身體一開始流汗，濕疹就癢得難以忍受。一癢就抓，一抓就抓得皮破血流。皮破血流之後，濕疹的毛病就更嚴重，陷入惡性循環。濕疹的毛病，雖然過去也有，卻從沒有像這次般嚴重。看了各家皮膚科醫師，都沒有見效。那個夏天，眼看著腋下和大腿根部已經逐漸形成潰爛的狀態，痛苦不堪。記得有一天站在街上，身體這些隱祕部位的黏液與血液不斷滲出，痛癢無以復加。我當時才三十三歲，被這個隱疾搞得卻只覺前途無亮，生不如死。

到了八月，我的工作和家庭都遇上了一些問題，超出我自己能力與經驗所能應付。壓力逼得我不知如何是好。

直到某天早上，我差不多在徹夜未眠之後，決定一大早就去辦公室。那時我在時報出版公司總經理任內，辦公室還在大理街。

我去的時間很早，大約七點多，太陽則已經很大了。本來想去辦公室處理一些工作，但是坐進空空蕩蕩的屋子裡，心裡也一下子變得空空蕩蕩起來，沒有什麼工作的心情。百無聊賴的狀況下，我隨手打開了抽屜。

抽屜裡躺著一本薄薄的小冊子。冊子的封面是黃色的，上面印著一位手持淨瓶的觀世音菩薩，旁邊寫著〈大悲咒〉。那是一位作者在前一陣子送我的，我不經意地收進抽屜裡。我對佛教沒有排斥，但也沒有什麼興趣，所以根本沒想過有讀這個冊子的一天。不過，在那一天早上，我卻信手拿了起來，然後，就在安靜無人的辦公室裡慢慢地讀了一遍。

讀了一遍之後，只覺腦子沉沉的。不久，上班時間到了。那一天後來的情況，我不記得了。記得的，是逐漸想再讀一遍〈大悲咒〉的念頭越來越強。那天下午四點剛過不久，我就溜班回家。回到家，孩子還沒放學，只有我一個人，就把臥房門關好，在裡面讀了起來。一遍兩遍之後，我發現自己讀的速度不由自主地越來越快，最後，快到我無法控制自己舌頭的地步。然後，我涕泗橫流地大哭一場，聽到孩子回家的聲音，才好不容易停了下來。

最奇妙的事情發生在第二天早上。睡了一夜之後，我起床梳洗，驀然發現一件極其意外，無法理解的事。濕疹的黏液與破皮的血水已經形成潰爛的腋下與大腿根部，竟然成爲乾燥一片的皮膚。好比說，前一天還是洪水氾濫的狀態，第二天早上卻成了退潮之後的一片乾地。沒有任何黏液分泌出來，自己抓破皮的地方也沒有血水分泌出來。唯一可以證明這些部位確實有過問題的證據，是這些部位的皮膚顏色是暗紫色的，明顯與周近的皮膚形成對比。糾纏我經年的一個痛苦不堪的隱疾，就這樣乾乾淨淨地，在隔夜之間消失了。

〈大悲咒〉讓我頭一次體會到宗教信仰的神祕。從此，我對佛教產生了莫大的興趣。

一個黑戶佛教徒

我開始不斷地想要有更多神祕經歷，也開始不斷地參訪各方高僧大德。

在這個早期的階段，我不能不謝謝Q。Q雖然是在家人，但是他對佛法的認識與見解，對我助力極大。很受益的一次是，我跟他請教神祕經歷。他跟我說，一個修行人不應該執著於神通之事。他提醒我，神通之事，除非因緣具足，以不要追求爲佳。

我聽進他這句話，從此放棄了對神祕境界的追求。這一點說來平常，但是每當我看到當初一些同時開始修行的人，直到今天還執迷於神祕境界的追求，就慶幸自己當初起步階段沒有走錯路。

大約在那同時，我皈依了一位禪宗的師父，和兩位密宗的師父。對於密宗師父，我很慚愧。皈依之後，雖然師父對我開示與護持都很大，但因爲自己沒有心力每天那麼用功修練密法，也沒想用修練密法來實現自己的所求與願望，所以很自然地就沒法經常參加法會，後來自然就和師父疏遠了。

禪宗師父那裡，開始的時候，我十分起勁地經常往寺廟裡跑，儘量抓住每一個和師父親近的機會，師父也都給了我很好的啓發。可是沒多久，我倒是刻意不去接近他了。

一個原因是師父吸引來的人越來越多，名氣越來越大。後來去寺裡，時間大部份都要花在人擠人，如何尋找和師父親近的機會，而不像早日那樣，可以進門就跟他請教。

更主要的原因是，我跟師父打了三次禪七後，受用很大。我想到「師父領進門，修行在個人」那句話，決心以「迷時師渡，悟時自渡」自勉，不需要佔據親近師父的機會。這麼一來，算起來我已經有十幾年沒去見我的師父了。

我既然連自己的皈依師父都不見了，當然更不會去其他的寺院參加法會或活動。不去任何寺院活動，自己當然就不會以佛教徒的身分曝光，也不會與其他眾多的佛教徒交流。

我成了一個黑戶佛教徒。

任何一個行業，自己有傳承的師父而可以十幾年不見；任何宗教，自己有信仰而可以十幾年不去寺院或教會禮拜，自己深深受用而可以十幾年不去大力推廣，說來都是很不合理。

就一個信仰佛法的人來說，則不然。

佛教與任何宗教都不同之處，也是其最大特色與作用之處，就是佛法有「人人皆有佛性」、「人人皆可成佛」，並且「不假外求」的教義。

「人人皆有佛性」、「人人皆可成佛」，到底是什麼意思？得從這個「佛」字怎麼解釋來看。

佛者，「覺者、悟者也」，或是「圓滿無礙的覺悟者」，這些說法很常見。但是用更白話的說法來解釋，這裡說的覺悟者，就是覺悟到自己可以不斷提升自己生命層次的人。

「人人皆有佛性」、「人人皆可成佛」的意思，也就是說「人人都有不斷提升自己生命層次的能力」，不爲任何窠臼、困境、束縛所限。

至於「不假外求」，則是再次強調，這種能力的取得，是不必透過膜拜的，不必是別人賜給你的。上焉者，這種覺悟是一點就通的；下焉者，這種覺悟往往似通非通，但也可以自己走上一條自修自證的路，所謂「迷時師渡，悟時自渡」。

我是一個下焉者，走自修自證的路，不違佛法。

「依法不依人」與「依人不依法」

一九八〇年代末台灣解嚴、經濟快速成長之後，社會有眾多變化。其中之一，是佛教大興，香火越來越盛。電視上，講經說法的節目不一而足；電視外，活佛、仁波切比比皆是。

「佛教」有越來越普及之勢，我則有「佛法」是否越來越遠的疑惑。

這些疑惑來自於三個現象：佛教在台灣，日益「慈善機構化」、「大建寺廟化」、「上師化」。

佛經中，布施是六波羅蜜的一種，但也只是一種而已。布施是一種慈善行爲，是任何宗教都鼓勵的美德。如果佛教的普及，只讓我們看重慈善行爲的推廣，那佛教的特點又何在？比爾・蓋茲不是佛教徒，也有一個全世界有史以來最大規模的慈善基金會。如果過份注意布施的功德，《金剛經》中說的「一切有爲法，如夢幻泡影」又作何解？

中世紀的歐洲，大建教堂成風。一座座崇偉的教堂，結合了各種文化的結晶，不但讚頌了上帝，感動了信眾，也給人類留下珍貴的遺產。佛教在台灣「大建廟宇化」，一個個山門氣派越來越大，越來越莊嚴，往好的方向想，也有那些美輪美奐的教堂的作用。然而，佛法畢竟不同於基督信仰。基督信仰中，有一位至高無上的上帝要禮拜、讚美。佛教雖然也有十方佛菩薩要禮拜，然而「學佛」更重要的眞諦，還是得記住「人人皆有佛性」的佛法本意。山門再大，如果不指點信眾如何努力提升自己的生命層次，卻只吸引善男信女的膜拜，那和其他禮拜神祇的信仰又有什麼不同？

「上師化」，是一個更大的問題。

佛教最大的特點與作用，就是讓信眾不止於膜拜佛菩薩，還可以「學佛」，有爲者亦若是，「人人皆有佛性」、「人人皆可成佛」。顧及人人根性不同，爲了方便每個人都有適當的入門途徑，所以又有十萬八千法門。和許多宗教把人神劃分，只信仰一個神，只有一部經典相比，佛教是極爲人文主義的，方便眾生的。

在這個方便之下，佛教的入門門檻很低，「吃齋唸佛」即可。佛法的理解門檻也很低，「諸善奉行，諸惡莫作」即可。

然而，佛教這些人文主義、方便眾生的設計，就在低門檻中很容易遭到扭曲。

一方面，許多信眾把「人人皆可成佛」當成了口頭禪，不是口唸心不信，就是貪圖便利，追求速效，總希望尋覓一個「功力」在自己之上的人，幫忙解決問題，幫助自己成佛。卻忘了所有的修行，畢竟是自己一個人的事。

另一方面，有些人又把「人人皆可成佛」這個概念利用到極致。他們毫不客氣地借用這個概念，利用信眾總是渴望有一個人的「功力」超出自己之上的心理，乾脆自稱「活佛」、「活菩薩」，甚至「超佛」、「超菩薩」起來。

第一、第二兩種人互相吸引，形成一個雪球效果，可以上演各種欺騙與愚蠢的戲碼，其來有自，不過，台灣近二十年的發展，透過種種大眾媒體的渲染而形成的種種盛況，則想必是前所未見的。

「上師化」的現象，說來似乎不像稱佛稱菩薩那麼嚴重，但是對上述現象的形成，卻有推波助瀾的作用。

各行各業，對自己的師父或老師尊敬，都是應該的。然而，尊敬不等同於要把師父或老師的地位，無限上綱地「上師化」。釋迦牟尼當年即將圓寂時，阿難問他未來的弟子應該如何修持，釋迦牟尼回答：「依法不依人」。然而，「上師化」的結果，卻是讓信眾在「依人不依法」。

對沒有接觸過佛法的人來說，機緣成熟，他會遇見一位可以皈依的師父。這位師父，是一位引介的人，也是在渡口把茫然不知方向的你，帶上小舟，划過江流，載到對岸的渡人。然而，「依法」，你才能逐漸離開渡口，自己參照佛法的地圖，繼續走自己的路；「依人」，你永遠要逗留在渡口，擺脫不了對那位渡人的倚賴。

而信徒一旦養成倚賴，沒有獨立前進的能力時，很容易爲滿街趴趴走的「活佛」、「活菩薩」所乘。那些人可不客氣，他們在渡口兜售的，可是觀光遊輪的門票，搭上去可更超級，更眩目呢。

我不認同「慈善機構化」、「大建寺廟化」、「上師化」這三個現象，也不想被別人視爲這三個現象之下的佛教徒，所以益發強化了讓自己乾脆躲起來，當一個黑戶佛教徒算了的決心。

金剛經與六祖口訣

在這不算短的自修日子裡，最重要的依據就是佛經。讀過了一些佛經之後，最後只留了一部六祖惠能大師註解的《金剛經》在身邊。

《金剛經》本身就奇妙無比，更何況有六祖註解的口訣。這些口訣言簡意賅，讀誦多年，不斷有翻新的感受與體會，成了我從工作中，生活中修行的終極指引。

六祖的口訣，有一句是我覺得特別受用的：

「覺諸相空，心中無念。念起即覺，覺之即無。」尤其後半的「念起即覺，覺之即無」，根本就是《金剛經》「應無所住而生其心」的最佳註解。

禪宗從來不是要你打壓或克制自己的念頭，我覺得「念起即覺，覺之即無」可以隨時應用在任何事情，讓自己恢復或保持清淨之心——哪怕是在最繁雜與忙亂的工作中。

十幾年來，我的工作和生活經歷過許多波折起伏。關鍵時刻，從狼狽不堪到逐漸可以安然渡過；平常時刻，雖然總是積習難改，還是努力修正，主要就是《金剛經》與六祖口訣陪伴我的修行。偶爾有些問題或心得，則找Q請教、切磋一下。

我不追求神祕感應，只把修行落實在工作與生活中，樂於感受到《金剛經》與六祖的口訣，無時無刻不結合於自己的起居、行爲。

這有點像是在群山間行走。有時陷入叢林，森然不見出路；有時柳暗花明，別有洞天；有時陷入泥淖，舉步維艱。

我一直相信在我人生結束之前，永遠沒有從此幸福快樂，從此一帆風順之說。我唯一可以依靠的，借著那盞燈光前行的，就是一部《金剛經》與六祖的口訣。偶爾，再加《心經》搭配。

我沒有意識到的是，不知不覺中，我越來越偏向於以一種生活哲學與思想，而不是宗教信仰來看待《金剛經》。因而，我越來越不注意佛堂的設置與清理，進佛堂禮佛、打坐，也越來越不規律，次數越來越少，偶一爲之。

我以爲，就一個在家的信徒，一個黑戶佛教徒而言，這樣也就夠了。〈大悲咒〉，早被我棄置在雜亂的佛堂裡的某一個角落去了。

十六年後的重逢

時隔十六年之後，二〇〇五年J住院，我又有了一場類似當年隔夜之間濕疹全好的神祕經歷。只是這次的震撼程度，非當年所可比擬。

醫院宣布J是敗血性休克而住進加護病房，發出病危通知書的那夜，她在半昏迷狀態中一直默唸六字大明咒，是因爲聽到一個聲音跟她說那不是敗血症，而是急性腸胃炎，才得以撐過漫長的一夜。

第二天轉院後，J仍然掙扎於生死關頭的早上，是因爲我在清理佛堂的過程中重新找到當年所讀的〈大悲咒〉，一遍一遍地讀，涕淚交加地讀，才讓我重新找回生命的倚靠所在。

那一天我進加護病房，看到J像一個紫色充氣娃娃躺在那裡，白血球指數從前一天的二萬五上升到三萬七，是〈大悲咒〉讓我集中心念，不停按摩她冰冷的手腳，終於大瀉特瀉，證實了那不是敗血性休克，而是腸子發炎。

我們的生命，從那時起展開了一段驚險不已的新路程。

驚險的場景不斷變換，出手幫助的人不斷變換，然而始終不變的是陪伴我們的〈大悲咒〉。

陰沉的暗夜。狂風暴雨的海上。一片漆黑，毫無聲息的沼澤。

〈大悲咒〉一直陪著我們，直到揭開重重的布幔，找到醫療的方向。

我交互使用〈大悲咒〉和六祖的《金剛經》口訣，努力使起伏不定的心念不致潰亂，並有可用。

有時候，對於心念這張畫布，「念起即覺，覺之即無」的口訣，像是一把刷子。當我因恐懼而動搖或飛散的時候，借著這把刷子，把畫布重新刷平。〈大悲咒〉，則像一枝畫筆，在刷平的畫布上，再一筆筆畫出我對觀世音菩薩的呼喚與祈願。

又有時候，在慌亂失措中，〈大悲咒〉像是一枝錐子，先幫我集中心念，突破恐懼，然後，「念起即覺，覺之即無」的口訣再像一個掃把，把紛亂的雜念一一收拾。

我終於體認到：宗教信仰，畢竟還是宗教信仰。

這些年來，我逐漸只把佛教信仰當成一種生活哲學的實踐，是多麼傲慢；我只把《金剛經》當作生活與工作中的調整指引，是多麼卑瑣。

我也更深刻地體認到：在入門門檻很低的佛教信仰中，「依法不依人」，是最漫長也最不便利的一條路，卻是僅有的一條路。

而這些體認，都是起於我重新拿起〈大悲咒〉之後。

祂只是要你眞心地相信

可是，在J不同的住院階段，我對〈大悲咒〉的體認，還是有所不同。

第一次住院，在承受了巨大的驚嚇之後，雖然一直持誦〈大悲咒〉，但是情緒上夾雜了太多亢奮與混亂，不免跌跌撞撞，不時需要尋求外援。

第二次住院，進入了漫無邊際的黑暗沼澤，一切依法不依人之後，〈大悲咒〉是我僅僅可依的兩法之一，我只能讓自己沉入最深的安靜之中，默默地誦持。

〈大悲咒〉，全稱〈千手千眼無礙大悲心陀羅尼〉，是佛經中，觀世音菩薩在釋迦牟尼佛前，發願「安樂眾生」，而宣說的一種咒，因此成爲觀世音菩薩的代表。

觀世音菩薩，是東土最爲人熟悉的菩薩。〈大悲咒〉，是所有佛教徒都會朗朗上口的咒語，走入大家生活中的每一個角落。

在這麼長的歷史中，觀世音菩薩與〈大悲咒〉走入那麼多人的生活，徹底平民化、生活化之後，也不可避免地被消費化。

無數的廟宇、塑像，以觀世音菩薩爲光環，或號召。

無數的符咒、香灰，以觀世音菩薩爲加持，或假借。

無數的大師、法師，以觀世音菩薩爲背書，或自詡。

不論是佛教徒還是非佛教徒，總可以在那麼多方便的場合，與觀世音菩薩和〈大悲咒〉遭遇。〈大悲咒〉成了每一個人的功課，也不成功課；走入了每一個人的生活，也消失於每一個人的生活。

在最大的方便中，最頻繁的使用中，觀世音菩薩爲安樂眾生而發願宣說〈大悲咒〉時，要求誦持者「惟除不善，除不至誠」這一點，則爲人淡忘。

有一天，當J還在T醫院加護病房，我在房外等候開放探視的時候，看到一個婦女手裡拿著一張紙條，來來回回地走，口中唸唸有詞。

聽了一會兒，原來她是在叫一個人的名字。誰誰誰，你趕快回來啊，誰誰誰，你趕快回來啊的。

她一面拿著紙條，一面走來走去，一面唸。

當時，我好想跟她說：你這樣呼喚是沒有用的。你不是在祈禱。你不是在呼喚。你不是在背誦。甚至你不是在讀那張紙條上的字。你只是在「唸唸」，你只是在「有詞」。

你要呼喚一個人回來，必須用你全部的生命呼喚。

電影《戰火浮生錄》裡，一個上了戰場的人，給他妻子的家書中引用了一個詩人的話：

如果你肯等待，我將歸來，但你必須全心全意地等待。
等到天下黃雨，下紅雪，
等到所有的希望都已破滅，
等到所有的等待都已停止。
我將歸來。

對一個心愛的人的禱告與等待，都須如此，何況觀世音菩薩。

那個超越一切具象廟宇、塑像、符咒、法師之上，千手千眼無礙大悲心的觀世音菩薩，祂需要我們的，不是只會唸那些難以理解的文字。

不是只會背那些文字。

祂需要的，不是我們去上香。

祂需要的，不是我們去求符。

祂需要的，不是我們去頂禮各種借祂之名的代理人。

祂需要的，不是我們去膜拜以祂爲名的各種塑像。

祂只是要你眞心地相信，用全部生命地相信，祂是千手千眼無礙大悲心的存在。

祂只要你，把祂當初在補陀落迦山的宮殿裡所宣說的承諾，用至誠的心，跟祂再訴說一遍。

當我們生命被逼到萬丈懸崖的最後一角時；當我們在沼澤中漂蕩到最深沉的黑暗中時，我知道，祂需要的，只是如此而已。

祝願

有一本克雷門斯．庫比寫的書：《邁向另一境界》。

庫比是德國綠黨的創始人，因爲同志背叛了他的理想，選擇跳樓自殺。跳樓之後沒死成，卻摔斷了脊椎。

然而，在醫學認定他只能以下半身癱瘓度過餘生之後，庫比卻在無意中發現了一種奇特的方法，在四個月之內就讓自己的腿部重新活動自如，進而全部康復。

他這麼描寫當主治大夫看到他腿部重新活動起來的情況：

> 他走到我的右邊，雙手緊緊握住我的手，既溫柔又嚴肅地對我微笑，然後很威嚴地看著他那個大約由三十個來自世界各地的醫生所組成的白衣團隊，請他們安靜一會兒，大家都盯著他看，病房裡一片寂然。
>
> 他將我的手放回棉被上，然後跪到我的床邊，閉上雙眼，兩手交握，開始大聲地禱告起來，隊裡的幾個人也直覺地握住雙手並把頭低下來，帕耶斯拉克醫師唸道：

「感謝祢，無所不在的偉大天父！祢在這個人，克雷門斯．庫比的身上所實現的復原奇蹟，讓我們看到了祢無以比擬的善意與力量，因爲他可以再次像正常人一樣地行走，並不在我們的能力與知識範圍內，我們感謝祢，因爲善良、偉大、來自我們心中、永恆的神，阿門！」

信仰基督的人，見證、讚美上帝的神蹟，總是那麼自然。

今天的佛教信眾，很多人歌頌、膜拜上師的慈悲，但是卻比較少人見證、讚嘆超乎一切力量之上，千手千眼無礙大悲心的觀世音菩薩。

多年來，一向不外示自己是佛教徒，一向不與人討論佛法，一向以一個黑戶佛教徒身分而暗自矜持的我，不能不公開我的身分。

如同那位醫生那麼坦然地跪下來，禱告、讚美神的力量，我也坦然匍匐在地，禱告、讚美觀世音菩薩的力量。

我感謝祂在一個又一個無盡的黑夜裡，聆聽我們最微弱的呼喚。

我感謝祂以超越一切風暴之上的光亮，指引我們渡過狂亂的波濤。

我感謝祂以超越一切力量之上的牽扶，無形又微細地帶引我們走過一段又一段最深沉，最黑暗的沼澤。

我感謝祂，慈憫地垂視一個殘損的軀體，一個桀驁又粗魯的心靈，如此走到他人生的這一步。

祝願每個人都能找到他的宗教信仰。

平時與你人生信念相結合的宗教信仰。

關鍵時刻，不惜粉身碎骨也要堅持的宗教信仰。

你的信仰，會聆聽你。

後記

到二〇〇六年十月底之前，我本來打算把這本書的草稿再擱一段時間。

有一些理由，但其中很關鍵的是十一月四日接到一通電話，讓我改變了主意。

我認識一位八十歲的天主教嬤嬤。她把自己與俗世以一道柵欄隔離，走了五十年的隱修之路。我們的宗教信仰雖然不同，但是我很樂於和她親近。失聯將近一年之後，我把這本書第一稿，以及第二次住院的心得寫了封信，送給她看過。

那天嬤嬤打電話來，問我可不可以把我送她的資料，轉給一位家長看。他們家人患的病，和J有些類似。她認爲，儘管宗教信仰不同，但我倚靠信仰的力量走過來的這一點，可以給那位家長參考。

我答應了，掛完電話卻又感到不安。清明的嬤嬤，可以體會我的心路歷程，但是對一個陌生的讀者而言，我很擔心那些草稿並不足以表達我想說的事情。

於是我想，何不把這本書完整地重新整理一次。了他一樁心事，也可以對更多的人有些參考。這樣，第二天，正好是J第一次住院的一週年，我動筆寫這本書的第二稿。其後十易版本，直到十一月二十四日落定。

謝謝這段時間所有支持我出版這本書的人，因爲他們的鼓勵，一直幫我維持住想要寫這本書的初心。

也謝謝這段時間所有反對我出版這本書的人，因爲他們的質疑，一直逼使我尋找一個最適合讀者理解的方式來寫這本書。

沒有這些鼓勵，我沒有決心完成這件事。

沒有這些阻攔，這本書形成不了今天的面貌。

對於那個沒打完的自助禪七，我比較沒有遺憾了。

千手千眼無礙大悲心陀羅尼（又名〈大悲咒〉）

註：一、〈大悲咒〉有多種不同版本。這裡用的是八十四句通行本。

二、句中有「·」號，是該句雖爲一體，但前後可略作區隔處。

三、咒文意思，取自有賀要延的譯本，但略有調整。凡調整之處，皆以*號標註。

四、以上參考《大悲咒研究》（林光明編註）、《陀羅尼大辭典》（有賀要延）、《如觀自在》（洪啓嵩）。

五、不論讀的〈大悲咒〉是哪一個版本，不論了不了解咒文的意思，最重要的還是對大悲觀世音菩薩的至誠信仰。

南無阿彌陀佛（三遍）

ㄋㄚˊ ㄇㄛˊ ㄜ ㄇㄧˊ ㄊㄨㄛˊ ㄈㄛˊ

南無大慈大悲觀世音菩薩（三遍）

ㄋㄚˊ ㄇㄛˊ ㄉㄚˋ ㄘˊ ㄉㄚˋ ㄅㄟ ㄍㄨㄢ ㄕˋ ㄧㄣ ㄆㄨˊ ㄙㄚˋ

南無喝囉怛那哆囉夜耶
南無阿唎耶
婆盧羯帝爍皤囉耶
菩提薩埵婆耶
摩訶薩埵婆耶
摩訶迦盧尼迦耶

歸命（佛法僧）三寶*
歸命聖
觀自在
覺有情
大有情
大慈悲者

唵　薩皤囉罰曳

數怛那怛寫

南無　悉吉唎多　伊蒙·阿唎耶

婆盧吉帝　室佛囉

楞馱婆

南無　那囉謹墀

歸命　一切尊

正教　喜語

歸命　禮拜　我　聖

觀　自在

海島香山

歸命　賢善順教心

醯唎·摩訶·皤哆·沙咩

薩婆·阿他豆·輸朋

阿逝孕

薩婆薩哆　那摩婆薩哆　那摩婆伽

摩罰特豆

怛姪他

大光明

一切　無貪嚴淨

無比

一切菩薩　童眞

天神

即說咒曰*

唵 阿婆魯醯 盧迦帝

迦羅帝 夷醯唎

摩訶菩提薩埵

薩婆薩婆 摩囉摩囉

摩醯摩·醯唎馱孕

俱盧俱盧 羯蒙

歸命 觀自在

大慈悲者 蓮花心

大菩薩

一切一切 離垢

大自在心

作法 行事*

度盧度盧　罰闍耶帝
摩訶罰闍耶帝　陀囉陀囉
地唎尼　室佛囉耶　遮囉遮囉
麼麼　罰摩囉
穆帝隸　伊醯伊醯　室那室那
阿囉嘇　佛囉舍利

度汝　聖尊
大聖尊　能持
甚勇　光自在　行動
我　最勝離垢
解脫　教語　弘誓
王　覺　堅固子

罰沙罰嘇　佛囉舍耶

呼盧·呼盧·摩囉

呼盧·呼盧·醯利

娑囉娑囉　悉唎悉唎　蘇盧蘇盧

菩提夜　菩提夜

菩馱夜　菩馱夜

歡喜　佛金剛杵

作法無垢

作法隨心

賢固者　勇猛　甘露水

覺道

覺者

彌帝利夜　那拉謹墀

地利瑟尼那　婆夜摩那　娑婆訶

悉陀夜　娑婆訶

摩訶悉陀夜　娑婆訶

悉陀喻藝　室皤囉耶　娑婆訶

那囉謹墀　娑婆訶

摩囉那囉　娑婆訶

大慈　賢善

堅利　名聞　成就

義　成就

大義　成就

無爲　得大自在　成就

賢愛　成就

上妙遊戲　成就

悉囉僧　阿穆佉耶　娑婆訶

娑婆摩訶　阿悉陀夜　娑婆訶

者吉囉　阿悉陀夜　娑婆訶

波陀摩羯　悉陀夜　娑婆訶

那囉謹墀　皤伽囉耶　娑婆訶

摩婆利·勝羯囉夜　娑婆訶

愛語　第一義　成就

一切　大義　成就

輪　無比　成就

紅蓮花業　義　成就

賢首　聖尊　成就

英雄威德　生性　成就

南無 喝囉怛那 哆囉夜耶 — 歸命（佛法僧）三寶*

南無 阿唎耶 — 歸命 聖

婆羅吉帝 爍皤囉夜 — 觀 自在

娑婆訶 — 成就

唵 悉殿都 — 令我成就

漫多囉 跋陀耶 娑婆訶◎ — 眞言 章句* 成就

南無大慈大悲觀世音菩薩